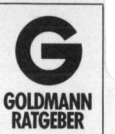

GOLDMANN
RATGEBER

Autor:

Paramhans Swami Maheshwarananda stammt aus Rajasthan in Nord-
indien. Bereits mit dreizehn Jahren begann er, sich bei seinem Meister
Paramhans Swami Madhavanandji mit Yoga und der Vedanta-Philosophie
zu beschäftigen. Im Alter von siebzehn Jahren erhielt er die Swami-Weihe.
1972 wurde er von seinem Meister nach Europa gesandt, um Yoga als
Lebenshilfe anzubieten.
Er gründete in Wien die Österreichisch-Indische Yoga-Vedanta-Gesellschaft,
deren Ziele die Verbreitung von Yoga und ein verstärkter kultureller
Austausch zwischen Ost und West sind.

Buch:

Das Besondere des hier vorgestellten Programms ist sein Aufbau: Über acht
Stufen, die jeweils in sich geschlossene Einheiten bilden, erlangt der Übende
langsam, seinen individuellen Bedürfnissen und Voraussetzungen angepaßt,
immer größere Vervollkommnung in den Körper- und Atemübungen.
Gleichzeitig wird die »Philosophie« des Yoga erläutert: So wird der körperliche Aspekt mit dem spirituellen verbunden. Meditative Techniken leiten die
schwierigsten Yoga-Übungen ein.
Dem Interessierten wird darüber hinaus an verschiedenen Stellen Einblick in
das Denkgebäude des Yoga gegeben.
Da dieses Buch ein geschlossenes, organisch aufgebautes System anbietet, ist
es für den Anfänger wie für den Fortgeschrittenen als Übungsbuch geeignet.

PARAMHANS SWAMI
MAHESHWARANANDA

YOGA
UND DAS TÄGLICHE LEBEN

GOLDMANN VERLAG

Originalausgabe

Zeichnungen: Alena Kaftanova

Der Goldmann Verlag
ist ein Unternehmen der Verlagsgruppe Bertelsmann

Made in Germany · 1/89 · 1. Auflage
© 1988 by Wilhelm Goldmann Verlag, München
Umschlaggestaltung: Design Team München
Umschlagfoto: Gert Chesi
Satz: Uhl + Massopust, Aalen
Druck: Pressedruck, Augsburg
Verlagsnummer: 10445
Redaktion: Micheline Rampe
Lektorat: Johannes Jacob
Herstellung: Heidrun Nawrot
ISBN 3-442-10445-9

Inhaltsverzeichnis

Vorwort 7
Die Wohltaten von »Yoga und das tägliche Leben« 12
Regeln für das Praktizieren von Yoga im täglichen Leben . . . 13

1. Stufe 16
Asanas – 1. Teil 17
Asanas – 2. Teil 40
Allgemeines zur Atmung 52
Yogische-Vollatmung 60
Entspannung 62
Pranayama 64

2. Stufe 65
Asanas 67
Pranayama 86

3. Stufe 88
Asanas 89
Bhakti-Meditation 109
Pranayama 111

4. Stufe 114
Asanas 115
Pranayama 130
Meditation 133

5. Stufe 137
Asanas 139
Pranayama 154
Konzentrationsübung 155

6. Stufe 157
Asanas 158
Pranayamas 170
Konzentrationsübung 173

7. Stufe 174
Asanas 175
Ujjayi-Pranayam 190
Meditationsvorbereitung 196
Meditation I 199
Meditation II 201

8. Stufe 204
Asanas 207
Pranayama 228
Meditation 230

Anhang 233
Die vier Wege des Yoga:
Karma-Yoga, Bhakti-Yoga, Jnana-Yoga und Raja-Yoga 233
Karma-Yoga 234
Bhakti-Yoga 241
Jnana-Yoga 245
Raja-Yoga 250
Prana – die Lebensenergie 256
Geist und Seele 261
Innerer Frieden durch Meditation 270
Fasten 275
Paramhans Swami Maheshwarananda und seine Lehre 283
Bhagwan Sri Deep Narayan Mahaprabhuji 285
Paramhans Swami Madhavananda 287

Adressen 288

Vorwort

YOGA – ein Wort, das immer wieder in den Medien verwendet wird: im Rundfunk, im Fernsehen, in den Zeitungen und in den Illustrierten. Es scheint ein internationaler Begriff geworden zu sein, und so wundert es uns nicht, daß YOGA überall dort anzutreffen ist, wo es Menschen gibt. Doch obwohl inzwischen fast jeder davon gehört hat, wissen nur wenige über YOGA Bescheid. Viele Fragen tauchen auf: Was ist YOGA wirklich? Woher kommt er? Was heißt es, YOGA zu praktizieren? Warum soll man YOGA praktizieren?

YOGA ist eine Wissenschaft des Körpers, des Geistes und der Seele. Um YOGA zu praktizieren, muß man mit dem Training und der Vorbereitung des physischen Körpers beginnen. Man muß lernen, sich zu konzentrieren und den Geist zu schulen. Das HÖCHSTE ZIEL jedoch – das zu erreichen mehrere Leben dauern kann – ist die Erkenntnis des eigenen SELBST.

Jedes Wachstum vollzieht sich nur allmählich – ganz gleich, ob physisch oder geistig. Deshalb ist es wichtig, sowohl die körperlichen als auch die geistigen Übungen regelmäßig und geduldig auszuführen.

Der physische Teil des Yoga besteht aus ASANAS – das sind Übungen und Haltungen zur Entwicklung des Körpers – und aus PRANAYAMAS – das sind Atemübungen. Die Entwicklung des Geistes wird im YOGA durch Konzentration und Atemübungen erreicht.

Durch die regelmäßige Ausführung von Yogaübungen sind folgende physische Vorteile zu erwarten:

Der Kreislauf wird verbessert. Die Elastizität aller Muskeln wird erhöht. Auch die Widerstandsfähigkeit gegen Krankheiten wird vergrößert. Besondere Aufmerksamkeit widmet YOGA der Wirbelsäule. Ihre erhöhte Elastizität zieht nicht nur allgemeines Wohlbefinden nach sich, sondern bekämpft auch die vielfältigen Rückenbeschwerden der Menschen des zwanzigsten Jahrhunderts wirkungsvoll. Die ASANAS strecken, massieren und stimulieren nicht nur die Muskulatur, sondern auch die inneren Organe und das Drüsensystem.

Die PRANAYAMAS können als wirksames Mittel gegen die schlechten Atemgewohnheiten der meisten Menschen betrachtet werden. Kontrollierte Atemübungen aktivieren sonst kaum bewegte Brustmuskeln. Die Lungenflügel werden bis zu ihrem vollen Fassungsvermögen gefüllt, und die Sauerstoffaufnahme wird verbessert. Das Blut wird von Toxinen gereinigt; die Lunge wird gedehnt und gekräftigt. Die Übungen tragen dazu bei, das Atmungssystem sauber und gesund zu erhalten.

Durch YOGA werden alle Körperteile angeregt, damit sie in ihrer Gesamtheit bei bester Gesundheit entspannt und harmonisch funktionieren.

Obwohl sich YOGA mittlerweile weltweit verbreitet hat, so ist seine Urheimat doch Indien. Die Heiligen und Yogis Indiens, die diese Wissenschaft in Jahrhunderten und Jahrtausenden entwickelten, haben Yoga der Welt als kostbares Geschenk überlassen. Es entsprang ihrer Sehnsucht, den menschlichen Wesen in allen Lebenslagen zu helfen, ohne Instrumente und Arzneien oder sonstige von außen kommende Hilfe. Was die Yogis suchten, war eine Methode, die von nichts anderem abhängig ist als von jenen Dingen, über die jeder Mensch verfügt: seinen Körper, seinen Verstand und seinen Geist. YOGA ist einfach und natürlich und besteht nicht aus vielen Dingen, sondern aus einem einzigen. Er ist ein integriertes System, das zur Ganzheit führt.

YOGA läßt sich zur Behandlung körperlicher und geistiger Erkrankungen einsetzen und kann selbst in unserer Welt der raffiniertesten medizinischen Methoden beachtliche Erfolge aufweisen. Zahllose Menschen wenden sich diesem althergebrachten natürlichen Weg zu, um heil und gesund zu werden. Wir danken jenen Yogis, die aufgrund ihrer großartigen Fähigkeiten alle Probleme der Menschheit in Vergangenheit, Gegenwart und Zukunft erkannten und uns Hilfe in Form von YOGA brachten.

YOGA sollte mit SYSTEM geübt werden – gemäß der Originalliteratur und den Originaltexten und entsprechend der ursprünglichen Überlieferung. Man kennt heute leider viele Systeme und Techniken, die Anspruch auf die Bezeichnung YOGA erheben, sie aber nicht verdienen. Sie wurden von Leuten entwickelt, die nur ihren Intellekt konsultieren und deren Erkenntnisfähigkeit entsprechend begrenzt erscheint. Es ist daher am besten, einen echten Yogameister aufzusuchen, der seine Schüler von Anfang an richtig unterweist. Der MEISTER ist nicht einfach ein Sportlehrer. Man erkennt den richtigen MEISTER, sobald man ihm begegnet. Wie Sie die Sonne sehen, wenn Sie tagsüber die Augen öffnen, und die Finsternis bei Nacht, wie Sie die Hitze des Feuers wahrnehmen oder die Kälte des Eises, so wird Ihr Herz, Ihr wahres Selbst einen Meister erkennen.

Man kann verschiedene Gründe haben, um YOGA zu betreiben. Der eine erwartet körperliche Gesundheit, der andere erhöhte Konzentrationsfähigkeit. Manche üben Yoga aus philosophischer Überzeugung oder, um innere Ruhe zu gewinnen und zur Erleuchtung und zur Erkenntnis des SELBST zu gelangen. Gleichgültig welches Ziel Sie anstreben, sollten Sie mit den Körper- und Atemübungen (Asanas und Pranayamas) beginnen. Die Asanas und Pranayamas klären den Körper und stellen die Vorbereitung für das weitere Yogastudium dar. Gerade in unserer modernen Zeit haben wir körperliches und geistiges Training nötig. Wir werden von Hektik gejagt – oder lassen uns jagen. Unser Körper und unser Geist sind angespannt und unruhig. Wenn wir also ehrlich zu uns selbst sind, wissen wir genau, was wir brauchen.

Jeder Mensch ist anders, jeder braucht eine andere Vorbereitung. Entsprechend der körperlichen Konstitution wird es für jeden unterschiedlich lange dauern, die eine oder andere Körperübung zu erlernen. Um sicherzugehen, daß sich niemand verletzt und doch jeder die nötige Grundlage für schwierige Übungen erwirbt, beginnen wir mit einfachen Übungen. Sie sind leicht auszuführen, aber wirkungsvoll und nennen sich SARAW HITTA ASAN.

SARAW heißt *alle* und HITTA bedeutet *gut*. Gemeint ist damit, daß diese Asanas jedem gut tun. Jeder kann sie ausführen, ob jung, ob alt, ob krank oder gesund. Als allgemeine Regel sollte die erste Stufe mindestens 90 Tage lang geübt werden. Wir haben sie in zwei Abschnitte unterteilt. Der erste Abschnitt sollte 45 Tage und der erste und zweite Abschnitt gemeinsam weitere 45 Tage geübt werden.

Nach Erlernen der Übungen des ersten Teiles werden Sie zur

nächsthöheren Übungsserie vorrücken, denn bis dahin haben Sie die notwendige Reife für die zweite Stufe des YOGA erlangt.

Diese Techniken sind für Menschen zusammengestellt, die ein vollbeschäftigtes Leben führen. Sagen Sie nie, Sie hätten keine Zeit zum Üben. Sehen Sie sich doch all jene an, die rauchen und trinken – wie beschäftigt sie auch sein mögen, sie finden doch immer wieder Zeit dafür. Wenn Sie etwas ernsthaft tun wollen, finden auch Sie einen Weg, es zu tun. Wenn Sie gleich zu Beginn Ihres Übungsweges Ihre Willenskraft nähren und stark halten, wird Ihnen nie die Zeit zum Üben fehlen. Und das ist besonders wichtig!

Menschen sind neugierige Geschöpfe. Sie wollen in ihrem Leben so viele interessante Erlebnisse wie nur möglich haben. Es wird daher gut für Sie sein zu wissen, was Sie vom YOGA erwarten dürfen und was nicht.

Die meisten wollen all jene Dinge erreichen, von denen sie in Verbindung mit YOGA gehört oder gelesen haben – und zwar sofort! Das ist unmöglich. YOGA ist ein natürlicher Weg und seine Ergebnisse entwickeln sich ganz natürlich und allmählich. Auch Pflanzen müssen täglich gegossen werden; aber die Blumen und Früchte kommen zu der ihnen gemäßen Zeit. Unser Meister BHAGWAN SRI DEEP NARAYAN MAHAPRABHUJI warnt davor, gegen die Natur zu handeln. Die Folgen davon sind unausbleiblich. Gibt man einer Pflanze zuviel Wasser, wird sie ertrinken. Gibt man ihr zu wenig, vertrocknet sie. Auf unser Leben bezogen, bedeutet dies, daß wir das Gleichgewicht zwischen Körper und Geist, zwischen niederer und höherer Bewußtheit anstreben sollen. Es bedeutet, daß Sie nicht zu viel üben, aber auch nicht nachlässig sein dürfen. Wenn Sie so üben, wie Sie es aus diesem Buch gelernt haben, sind Ihnen die Früchte Ihrer Arbeit sicher. Seien Sie jedoch geduldig. Besonders in der westlichen Welt erwarten die Menschen sofortige Ergebnisse. Wenn sie krank sind, erhoffen sie sich von einer Pille sofortige Heilung. Wenn sie verreisen, springen sie in ein Auto, in einen Zug oder in ein Flugzeug und erreichen ihr Ziel mit verhältnismäßig geringer Mühe. Sie verfügen über eine Flut elektronischer Einrichtungen und über eine spezialisierte Industrie, deren einziges Ziel es ist, darauf zu achten, daß sie sich keinen Moment langweilen oder gar denken müssen. Zusammengefaßt bedeutet das, daß wir – wenn wir unzufrieden sind – einfache Lösungen wollen. Und es gibt auch eine Menge Leute, die behaupten, imstande zu sein, sie uns anzubieten (bzw. zu verkaufen). Wir sollten erkennen, wie tiefgreifend wir von dieser Denkungsart erfaßt sind. Und wir sollten uns fragen, ob das richtig ist.

YOGA hat keine Sofort-Antworten, und auch Sie werden nicht über Nacht zum Meister werden oder Erleuchtung erlangen; auch nicht in wenigen Monaten und Jahren. Wenn Sie aber täglich und regelmäßig üben, dürfen Sie sich darauf verlassen, daß Sie sich – stetig fortschreitend – Ihrem Ziel nähern und eine Basis für ein Leben in Ganzheit, Glück und Frieden schaffen.

Die Wohltaten von
»Yoga und das tägliche Leben«

1. »Yoga und das tägliche Leben« lehrt, wie man sich in den verschiedensten Lebenssituationen helfen kann.
2. Er verhilft zu einem guten Gesundheitszustand.
3. Er entwickelt die Konzentrationsfähigkeit.
4. Er hilft, Selbstvertrauen zu erlangen.
5. Er schenkt körperliche und geistige Einheit und Frieden.
6. Er verhilft zur Erlangung völliger Harmonie und verleiht inneres und äußeres Gleichgewicht.
7. Er gibt Stärke und das Selbstvertrauen, sich von allen Gewohnheiten, Gefühlen und Bindungen, durch die man abhängig und gebunden ist, befreien zu können.
8. Er führt durch Meditation zur Selbstverwirklichung und geistiger Vollkommenheit.

Regeln für das Praktizieren von Yoga im täglichen Leben

1. Fasse zuallererst den festen Vorsatz, täglich eine bestimmte Zeit, zumindest aber 20 Minuten, deinen Yogaübungen zu widmen. Festgelegte Übungszeiten, die täglich eingehalten werden, erleichtern besonders zu Beginn der Yogapraxis, die Übungen regelmäßig durchzuführen, was für den Erfolg sehr wichtig ist.
Am besten zur Übung geeignet sind die Morgenstunden, da dein Kreislauf dadurch richtig in Schwung kommt und du von der gewonnenen Vitalität den ganzen Tag zehren kannst.
Es kann aber selbstverständlich auch jede andere Tageszeit gewählt werden. Wichtig ist, daß du dir wirklich Zeit nimmst und die Übungen sorgfältig ausführst.
2. Suche dir für deine täglichen Yogaübungen einen ruhigen Platz aus, an dem du möglichst ungestört üben kannst. Du benötigst dafür nicht mehr Platz, als eine Matte, eine Decke oder etwas Vergleichbares einnimmt.
3. Am besten übst du auf einer am Boden ausgebreiteten Decke oder Matte, keinesfalls auf einem weichen, nachgiebigen Untergrund.
4. Deine Kleidung sollte bequem und nicht einengend sein, z. B. Jogging- oder Trainingsanzug oder Pyjama. Gürtel, Schmuck und Schuhe sollen abgelegt werden.
5. Etwa 3½ Stunden vor deinen Yogaübungen solltest du keine Mahlzeit mehr einnehmen. Auch aus diesem Grund ist ein morgendliches Üben zu empfehlen.
6. Versuche für den Zeitraum der Yogaübungen dein Alltagsbewußtsein ganz abzuschalten. Bevor du beginnst, lege dich einige Minuten mit geschlossenen Augen auf den Rücken und beobachte

nur, wie du ein- und ausatmest. Versuche dich von allen Gedanken loszulösen und mit deinem Atem mitzuschwingen.

7. Die Übungen der acht Yoga-Stufen sollen ganz systematisch durchgeführt werden. Führe alle Übungen, wie im Buch beschrieben, langsam und sorgfältig aus. Fühle dabei deinen Körper und beobachte deinen Atem. Sei ganz bewußt und konzentriert während deiner Übungen.

   Wenn du alle acht Yoga-Stufen geübt hast, sollst du mit den Übungen nicht aufhören.

   Es gibt zwei Möglichkeiten, mit dem Üben fortzufahren:

   a) Du kannst noch einmal systematisch von Anfang an beginnen – nun aber mit noch tieferer Konzentration und Entspannung.

   b) Du kannst die Übungen auswählen, die dir besonders gutgetan haben, und daraus dein persönliches Übungsprogramm aufbauen. Es ist jedoch ratsam, zumindest von Zeit zu Zeit die Übungen aller Stufen systematisch zu wiederholen.

8. Wenn es dir aufgrund mangelnder Konzentration, Steifheit oder körperlicher Beschwerden nicht möglich ist, bestimmte Übungen durchzuführen, solltest du diese im Geiste durchführen. Das bedeutet, daß die Übungen in der Vorstellung so exakt vollzogen werden sollen, als ob du sie tatsächlich durchführen würdest.

   Du sollst dir also für den gedanklichen Vollzug der Übung genausoviel Zeit nehmen wie für die praktische Durchführung. Es gelten für die geistige Durchführung die gleichen Regeln bezüglich Reihenfolge und Häufigkeit der Durchführung.

9. Auf Reisen, bei Platzmangel, Müdigkeit, bei Krankheit oder Krankenhausaufenthalt, wenn es nicht möglich ist, praktisch zu üben, können die Übungen entweder im Sitzen oder vor dem Schlafengehen im Liegen bei guter Entspannung im Geiste durchgeführt werden.

10. Hast du bei einer Übung Schwierigkeiten, diese korrekt durchzuführen, solltest du nicht resignieren. Halte den Körper eine Zeitlang in der Stellung, so gut du es vermagst und konzentriere dich dabei auf die Atmung oder stelle dir eine schöne Landschaft vor. Innerhalb weniger Minuten wirst du dich zu deiner Überraschung in einer perfekten Stellung befinden. Natürlich braucht es auch dazu einige Übung.

11. Beim Praktizieren von Yoga im täglichen Leben sollen auch die Vorschriften der vegetarischen, sattvischen und yogischen Ernährung befolgt werden.

12. Um die volle Wirkung der Yoga-Übungen dieses Buches zu erfahren, solltest du keine anderen Techniken dazu mischen. Die Übungen sollen ausschließlich in der ursprünglichen Version durchgeführt werden.

13. Damit du eine tiefere Kenntnis von Yoga erlangst, ist es wichtig, auch die Vorträge und Schriften von Paramhans Swami Maheshwarananda zu hören bzw. zu lesen. »Yoga im täglichen Leben« besteht nicht nur aus körperlichen Übungen, sondern ist eine tiefe Wissenschaft des Körpers, des Geistes und der Seele und verlangt daher sowohl praktische als auch theoretische Kenntnisse.

Das Zentrum der Österreichisch-Indischen Yoga-Vedanta Gesellschaft in Wien bietet die Möglichkeit, von Paramhans Swami Maheshwarananda in die Lehre des Yoga eingeführt zu werden. Swamiji Maheshwarananda ist Schüler des indischen Yoga-Meisters Paramhans Sri Swami Madhavanandji, der in Rajasthan lebt.

Mittlerweile lehren enge Schüler von Paramhans Swami Maheshwarananda nach seinem System »Yoga und das tägliche Leben«, unter anderem auch in Deutschland im Yoga-Zentrum der Deutsch-Indischen Yoga-Vedanta Gesellschaft in Hamburg sowie auch an anderen privaten und öffentlichen Institutionen in vielen europäischen und außereuropäischen Ländern.

1. Stufe

SARAW HITTA ASAN ist eine Übungsfolge für jene, die mit YOGA beginnen wollen. Die Übungen sind sehr einfach. Sie können ohne Schwierigkeiten von jedem ausgeführt werden; egal, ob er jung oder alt, gesund oder krank, Mann oder Frau ist.

»Saraw« heißt: alle

»Hitta« heißt: gut

Das bedeutet, daß SARAW HITTA ASAN für alle Teile des Körpers gut ist.

Der Körper spielt eine große Rolle in diesem Leben. Er ist das Medium für unsere seelische und geistige Entwicklung. Was wir im Leben erreichen können, erreichen wir nur über den Körper.

SARAW HITTA ASAN führt uns zu körperlicher und geistiger Gesundheit. Die Übungen helfen uns, die Steifheit unserer Sehnen, Bänder und Gelenke zu überwinden. Sie fördern die Durchblutung aller Körperteile und führen so zur Entspannung unserer gesamten Muskulatur.

Die Übungsfolge ist systematisch aufgebaut. Mit den einzelnen Übungen werden jeweils bestimmte Gelenke und Muskelpartien erfaßt.

Alle Übungen sind mit hoher Konzentration und ruhigem Geist auszuführen. Da YOGA ein natürlicher Weg ist, sollte nie mit Gewalt geübt werden.

Saraw hitta asan ist in zwei Teile gegliedert:

Der erste Teil soll 45 Tage und der erste und zweite Teil sollten gemeinsam weitere 45 Tage geübt werden.

Erst dann ist der Körper für fortgeschrittene Übungen vorbereitet. Früher mit fortgeschrittenen Übungen zu beginnen wäre sinnlos und gefährlich.

Asanas

1. Teil

Grundstellung für die Übungsfolge des 1. Teiles:
Auf dem Boden sitzen; die Beine sind gestreckt.
Der Oberkörper ist aufrecht, aber entspannt.
Die Hände ruhen locker auf den Knien.

Position 1:
Nackenentspannung
Die Hände hinter dem Körper abstützen; die Fingerspitzen nach
hinten; die Arme sind gestreckt.

Variation a)
– Den Kopf locker auf die linke Schulter sinken lassen; das linke Ohr
  berührt dabei die Schulter.
– Den Kopf langsam heben und auf die rechte Schulter sinken lassen;
  das rechte Ohr berührt dabei die Schulter.
Abwechselnd links und rechts 10mal wiederholen; dabei normal
atmen.

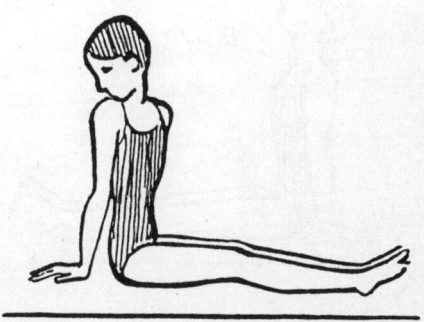

Variation b)
- AUSATMEND den Kopf locker nach vorn fallen lassen; das Kinn berührt das Brustbein.
- EINATMEND den Kopf heben und langsam nach hinten bewegen.

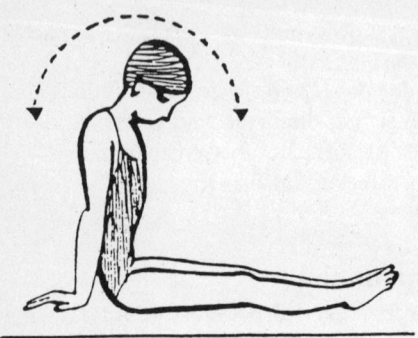

Variation c)
- Die Augen schließen und den Kopf kreisen lassen.
- AUSATMEND den Kopf nach vorne rollen lassen.
- EINATMEND den Kopf zurückrollen lassen.
10mal den Kopf von links nach rechts rollen lassen;
10mal den Kopf von rechts nach links rollen lassen.
Falls sich Schwindelgefühle einstellen, aufhören!

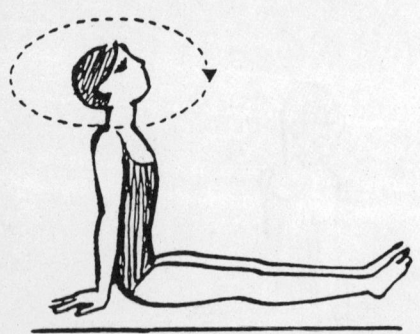

Besondere Wirkungen:
Entspannung der Nackenmuskulatur.

Position 2:
Seitliche Streckung
– Die Hände hinter den Kopf verschränken.
– Den Oberkörper nach links neigen; langsam wieder aufrichten.
– Den Oberkörper nach rechts neigen; langsam wieder aufrichten.
Abwechselnd nach rechts und links neigen (5 mal nach links; 5 mal nach rechts); dabei normal atmen.
Entspannen in Rückenlage.

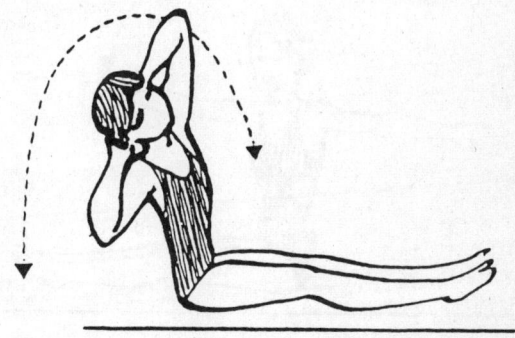

Besondere Wirkungen:
Stärkung der Rückenmuskulatur, der Muskulatur des Schulterblattes und der seitlichen Muskulatur des Rumpfes.

Position 3:

Arme kreuzen

- Die Arme seitlich heben; die Handflächen zeigen nach unten.
- EINATMEND die gestreckten Arme hochheben und überkreuzen.
- AUSATMEND die gestreckten Arme wieder in die seitliche Position bringen.

10mal wiederholen.

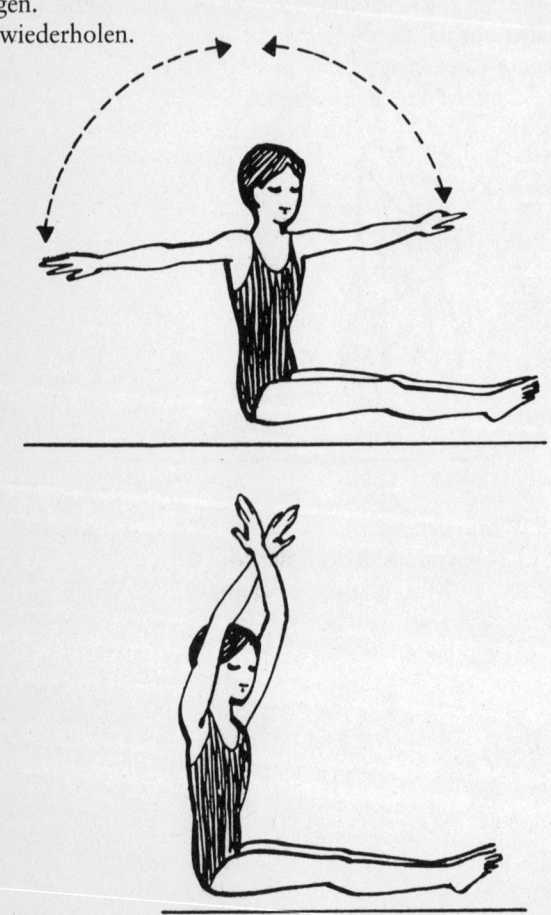

Besondere Wirkungen:
Stärkt die Schultergelenke und die seitliche Muskulatur des Rumpfes.

Position 4:
Drehübung

– Die Hände hinter dem Körper abstützen; die Fingerspitzen weisen nach hinten; die Arme sind gestreckt. EINATMEN.
– AUSATMEND den Oberkörper von der Taille aus nach links drehen; das Kinn berührt die Schulter.
– EINATMEND in die Ausgangsposition kommen.
– AUSATMEND den Oberkörper von der Taille aus nach rechts drehen; das Kinn berührt die rechte Schulter.
Abwechselnd nach links und rechts 10mal wiederholen.
ENTSPANNEN in Rückenlage.

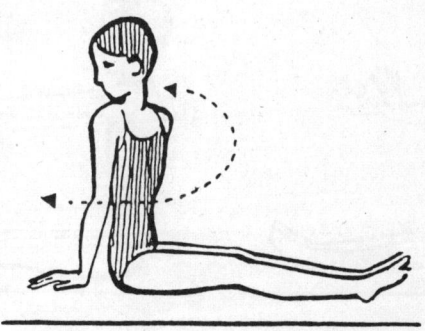

Besondere Wirkungen:
Stärkt die Brustmuskulatur, Nieren und das Verdauungssystem.

Position 5:
Finger spreizen
- Die Arme nach vorne strecken; die Handflächen zeigen nach unten.
- Die Finger spreizen.
- Eine Faust machen; der Daumen muß in der Faust sein (wichtig für die Durchblutung der Handfläche!).

10mal wiederholen; dabei normal atmen.

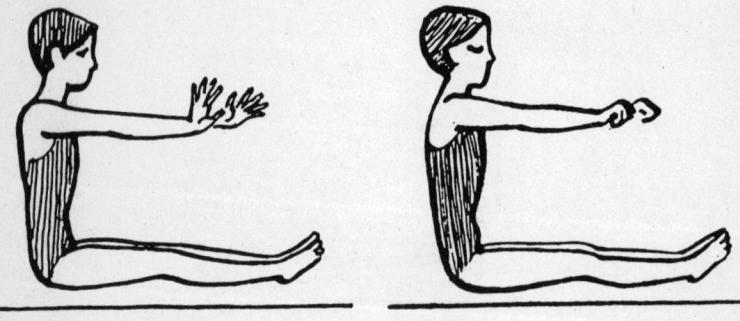

Besondere Wirkungen:
Durchblutung der Handflächen und Finger.

Position 6:
Faust rollen

- Die Arme nach vorn strecken; die Handflächen zeigen nach unten.
- Eine Faust machen (Daumen innen!).
- Von den Handgelenken aus die Fäuste von außen nach innen drehen.

10mal wiederholen; dabei normal atmen.

- Von den Handflächen aus die Fäuste von innen nach außen drehen.

10mal wiederholen; dabei normal atmen.

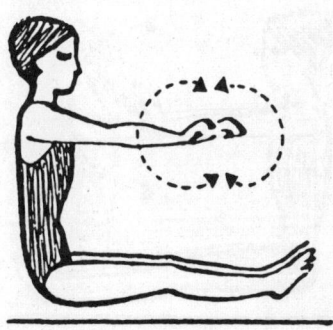

Besondere Wirkungen:
Stärkt die Handgelenke und Armmuskulatur; regt die Blutzirkulation in den Venen an.

Position 7:
Handgelenke beugen
– Die Arme nach vorn strecken; die Handflächen zeigen nach unten.
– Die gestreckten Hände vom Handgelenk aus nach unten beugen.
– Die gestreckten Hände vom Handgelenk aus nach oben beugen.
Abwechselnd nach unten und oben 10mal wiederholen; dabei normal
atmen.

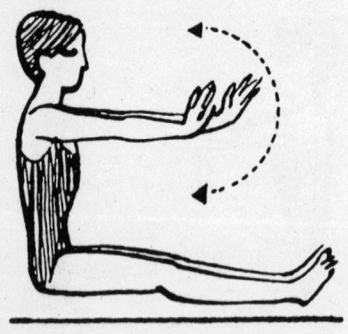

Besondere Wirkungen:
Stärkt die Handgelenke und die Armmuskulatur.

Position 8:
Handgelenke drehen
- Die Arme nach vorn strecken; die Handflächen zeigen nach vorn und die Fingerspitzen nach oben.
- Die Fingerspitzen nach innen drehen.
- Die Fingerspitzen nach außen drehen.

Abwechselnd nach innen und außen, 10mal wiederholen; dabei normal atmen. Entspannen in Rückenlage.

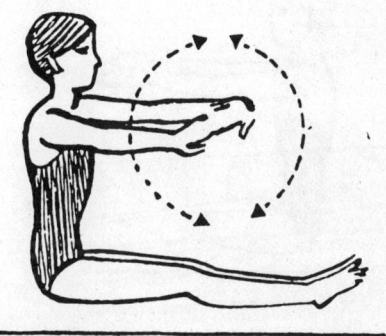

Besondere Wirkungen:
Stärkt die Handgelenke, Ellbogen und die Schultern.

Position 9:
Arme beugen
Variation a)

- Die Arme nach vorn strecken; die Handflächen zeigen nach oben.
- EINATMEND die Arme beugen und mit den Fingerspitzen die Schultern berühren.
- AUSATMEND die Arme ausstrecken.

10mal wiederholen.

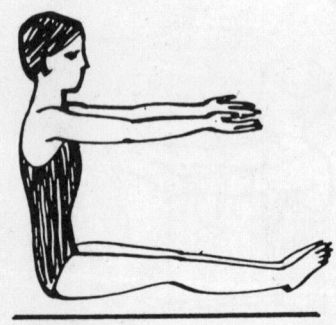

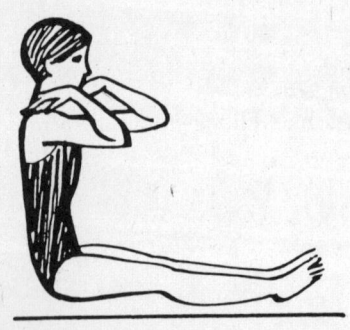

Besondere Wirkungen:
Stärkt Ellbogen und die Armmuskulatur.

Variation b)
- Die Arme seitlich strecken; die Handflächen zeigen nach oben.
- EINATMEND die Arme beugen und mit den Fingerspitzen die Schultern berühren.
- AUSATMEND die Arme ausstrecken.

10mal wiederholen.

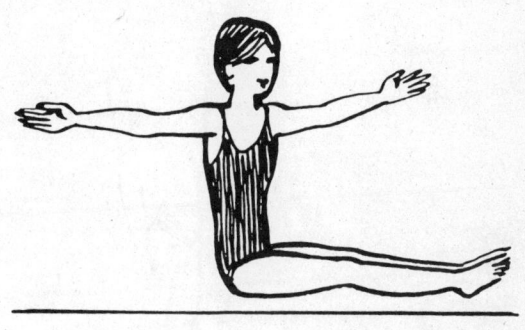

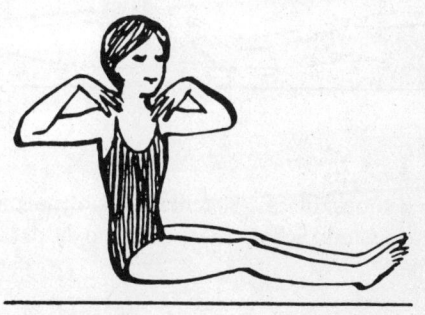

Besondere Wirkungen:
Stärkt die Rückenmuskulatur, Seitenmuskulatur des Rumpfes, Ellbogen, Schultern und die Handgelenke.

Position 10:

Arme hochstrecken

- Arme seitlich strecken und beugen; Fingerspitzen berühren die Schultern.
- EINATMEND die Arme hochstrecken; die Handflächen zeigen zueinander.
- AUSATMEND die Hände (Fingerspitzen) auf die Schultern zurückbringen.

10mal wiederholen.

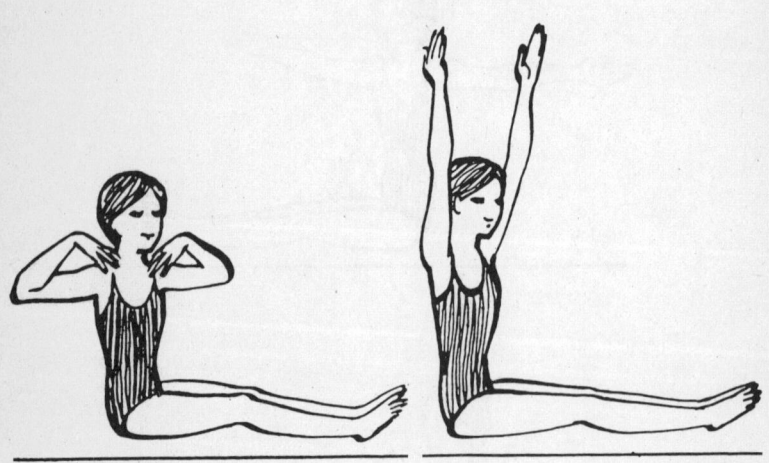

Besondere Wirkungen:
Stärkt die Rückenmuskulatur, Seitenmuskulatur des Rumpfes, Muskulatur des Nacken- und Schulterbereiches und die parallelen Muskeln der Wirbelsäule.

Position 11:
Schulter kreisen

- Die Arme seitlich strecken und beugen; Fingerspitzen ruhen auf den Schultern.
- Die Schultern rückwärts nach vorn kreisen lassen:
  bei der Vorwärtsbewegung AUSATMEN; bei der Rückwärtsbewegung EINATMEN.

10mal wiederholen.

- Die Schultern von vorn nach hinten kreisen lassen: beim Zurückbewegen EINATMEN; bei der Vorwärtsbewegung AUSATMEN.

10mal wiederholen.

Entspannen in Rückenlage.

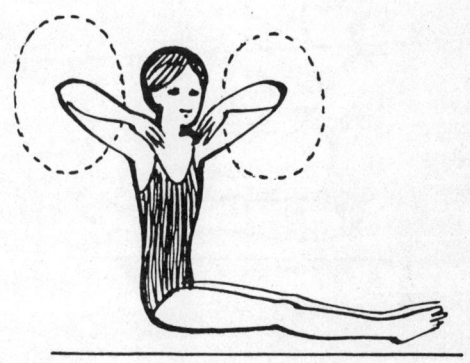

Besondere Wirkungen:
Stärkt die Schultergelenke, Schulterblätter, Rückenmuskulatur und die Brustmuskulatur.

Position 12:
Seil ziehen
- Die Hände ruhen locker auf den Knien (Grundstellung).
- EINATMEND den linken Arm hochstrecken und eine Faust bilden (Daumen innen).
- AUSATMEND langsam den Arm senken (als ob man etwas Schweres herunterziehen würde).

Abwechselnd mit dem linken und dem rechten Arm 10mal wiederholen.

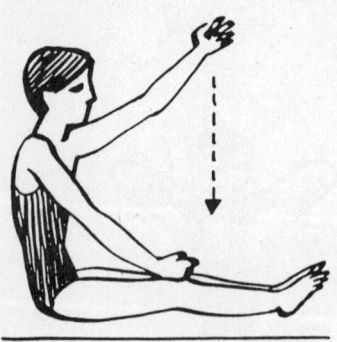

Besondere Wirkungen:
Stärkt die seitliche Muskulatur des Rumpfes und die Muskulatur der Achselhöhle, Armmuskulatur.

Position 13:
Mahlen

– Die Arme nach vorn strecken und die Hände verschränken.
– Bei gestreckten Armen mit dem Rumpf kreisförmige Bewegungen
   vollziehen; weit vorbeugen; weit zurückbeugen; Rücken bleibt
   gerade:
   Beim Vorbeugen AUSATMEN; beim Zurückbeugen EINATMEN.
Die kreisförmigen Bewegungen 10mal von links nach rechts und
10mal von rechts nach links ausführen.

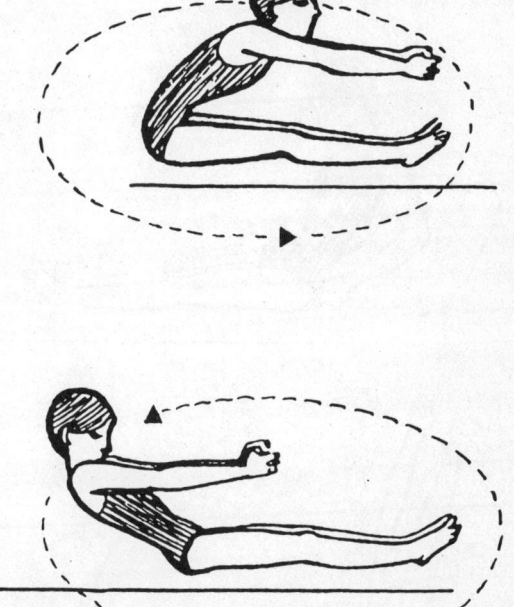

Besondere Wirkungen:
Stärkt Gesäßmuskeln, Taille, Bauchmuskulatur, Sehnen der Beine.

Position 14:
Rudern
Variation a)

- Die Arme ausstrecken; die Hände mit den Handflächen nach unten neben die Knie legen.
- EINATMEND die Arme zurückziehen; Fäuste machen; den geraden Rücken weit zurückbeugen.
- Den Oberkörper aufrichten; dabei die Arme hochstrecken und die Fäuste öffnen.
- AUSATMEND den Oberkörper mit den gestreckten Armen weit nach vorn beugen.
- EINATMEND die Arme zurückziehen... (von neuem beginnen).

10mal wiederholen.

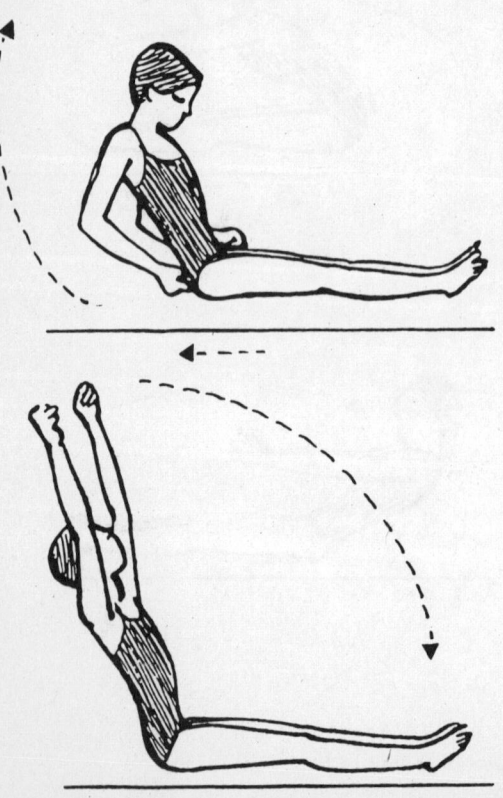

Variation b)
- Die Arme ausstrecken; die Hände mit den Handflächen nach oben neben die Knie legen.
- AUSATMEND den Oberkörper (gerader Rücken) mit den gestreckten Armen weit nach vorn beugen.
- Den Oberkörper aufrichten; dabei die gestreckten Arme EINATMEND über den Kopf heben, Fäuste machen.
- Die Arme herunterziehen und den Oberkörper weit zurückbeugen. Die Fäuste öffnen.
- AUSATMEND den Oberkörper (gerader Rücken) mit den gestreckten Armen weit nach vorn beugen... (von neuem beginnen).

10mal wiederholen.
Entspannen in Rückenlage.

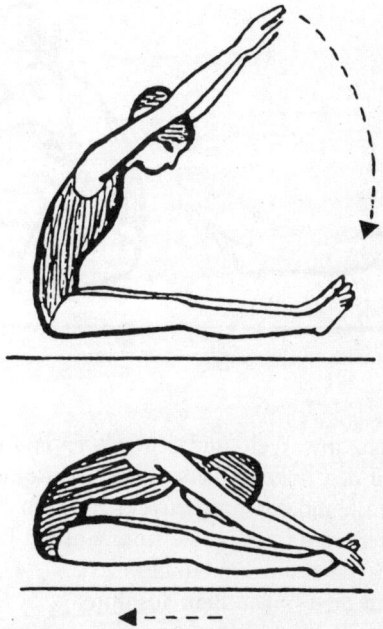

Besondere Wirkungen:
Stärkt die Gesäß- und Bauchmuskulatur, die Sehnen der Beine, die Armmuskulatur, Schultern und die Schulterblätter.

Position 15:
Halber Schmetterling
Variation a)
- Das rechte Bein anwinkeln und den rechten Fuß mit der Fußsohle nach oben auf den linken Oberschenkel legen (etwa in der Mitte des Oberschenkels).
- Mit der linken Hand die Zehen des rechten Fußes fassen.
- Mit der rechten Hand das rechte Knie sanft zu Boden drücken.

Das rechte Knie 10mal auf- und abbewegen.
- Die Übung mit dem linken Bein ausführen.

Das linke Knie 10mal auf- und abbewegen.

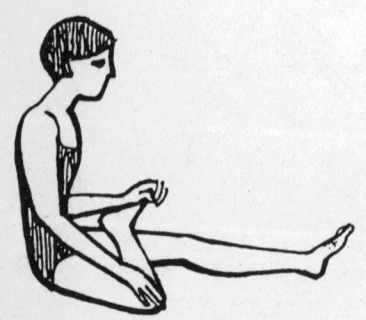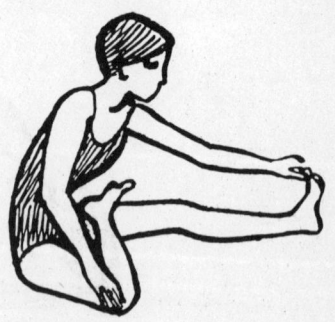

Variation b)
- Das rechte Bein anwinkeln und den rechten Fuß mit der Fußsohle nach oben auf den linken Oberschenkel (Mitte) legen.
- Mit der linken Hand den ausgestreckten linken Fuß fassen.
- Mit der rechten Hand das rechte Knie sanft zu Boden drücken.

Das rechte Knie 10mal auf- und abbewegen.
- Die Übung mit dem linken Bein ausführen.

Das linke Knie 10mal auf- und abbewegen.

Besondere Wirkungen:
Stärkt Muskulatur der Oberschenkel, der Füße und der Hüftgelenke.

Position 16:
Bein an den Körper pressen

- Die Hände unter dem rechten Knie verschränken; dabei das rechte Bein etwas vom Boden abheben; der Oberkörper bleibt ganz gerade.
- AUSATMEND das Knie beugen und den Oberschenkel gegen den Körper pressen; die Nase berührt das Knie; die Fußspitzen weisen gestreckt nach unten.
- EINATMEND das Knie strecken (mit dem Fuß nicht den Boden berühren).

10mal wiederholen.

- Die Übung mit dem linken Bein ausführen.

10mal wiederholen.

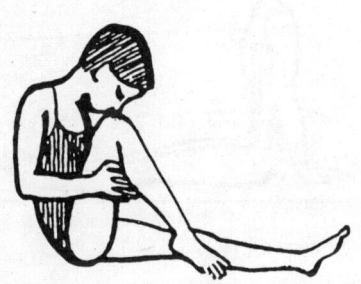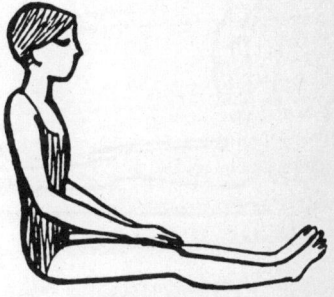

Besondere Wirkungen:
Stärkt Knie, Bauch, Verdauungssystem, Hüftgelenke und den Ischias-nerv.

Position 17:
Zehenübung

– Mit ausgestreckten Beinen sitzen.
– Die Füße etwas anziehen, so daß sie einen rechten Winkel zum Boden bilden.
– Die Zehen zusammenziehen.
– Die Zehen spreizen.

10mal abwechselnd die Zehen zusammenziehen und spreizen; dabei normal atmen.

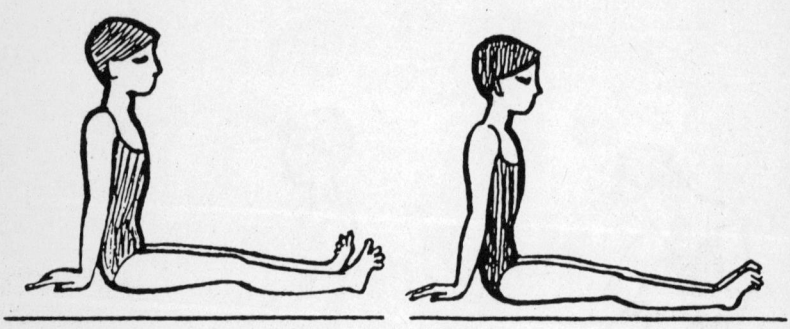

Besondere Wirkungen:
Regt die Blutzirkulation der Füße an; erhöht die Gelenkigkeit der Zehen; massiert die Fußsohlen.

Position 18:
Füße strecken und anziehen
– Mit gestreckten Beinen sitzen.
– Die Füße nach vorn strecken (der Fußrist ist völlig gestreckt).
– Die Füße zum Körper ziehen.
Füße abwechselnd 10mal strecken und zum Körper ziehen; dabei normal atmen.

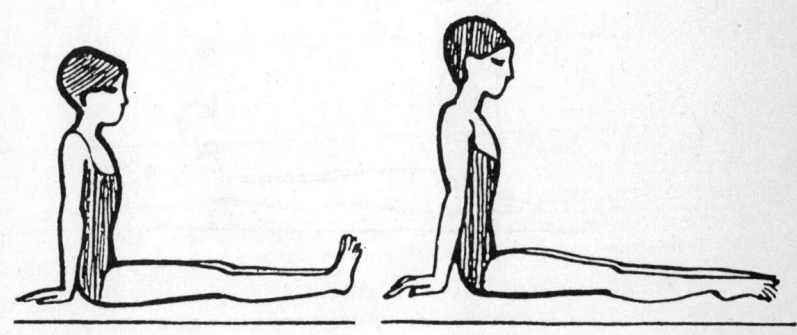

Besondere Wirkungen:
Stärkt Fußgelenke, Wadenmuskulatur und die Fußsohlenmuskulatur.

Position 19:
Füße rollen

– Mit gestreckten Beinen sitzen.
– Die gestreckten Füße von rechts nach links kreisen, dann von links nach rechts.
Abwechselnd von rechts nach links und von links nach rechts.
10mal wiederholen.

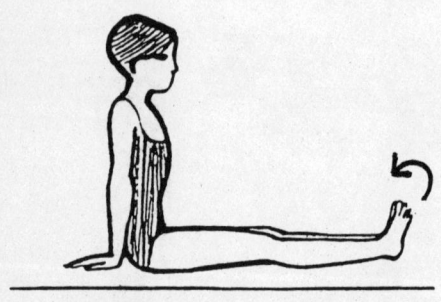

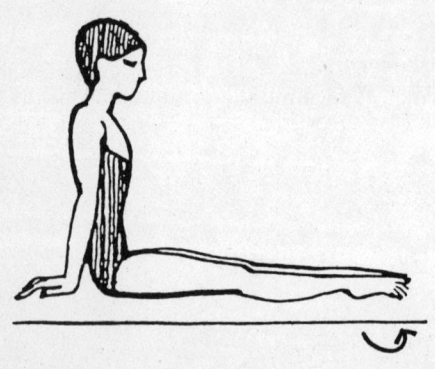

Besondere Wirkungen:
Stärkt Fuß- und Hüftgelenke.

Position 20:
Fußgelenke drehen

– Das linke Bein anwinkeln und den linken Fuß auf den rechten Oberschenkel legen.
– Mit der linken Hand das linke Knie halten.
– Mit der rechten Hand die Zehen des linken Fußes fassen und das Fußgelenk drehen.
10mal in eine Richtung drehen.
10mal in die andere Richtung drehen.

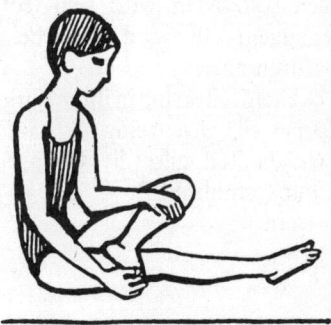

Besondere Wirkungen:
Stärkt Fuß- und Schultergelenke.

Entspannen in Rückenlage.

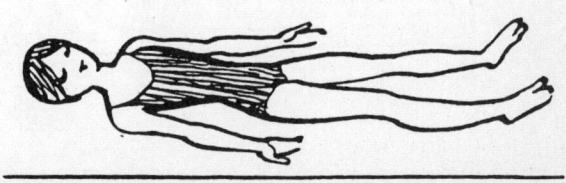

Asanas

2. Teil

Wer den ersten Teil von SARAW HITTA ASAN 45 Tage lang ein- bis
zweimal täglich geübt hat, kann langsam zum zweiten Teil übergehen.
Das heißt aber nicht, daß man deshalb die Übungen des ersten Teiles
völlig vernachlässigen soll. Man wird sich lediglich mit weniger
Wiederholungen begnügen; z. B. wird es reichen, eine Übung statt
10mal nur 5mal auszuführen.

Die Übungen des zweiten Teiles sind in ihrer Wirkung komplexer; sie
erfassen mehrere Körperteile gleichzeitig.

Auch für den zweiten Teil gilt: die Übungen nie mit Gewalt
ausführen, sondern mit Gefühl üben.

Position 1:
MARJARI (Katze)
Auf den Fersen sitzen; der Rücken ist gerade; die Hände ruhen auf den Knien.

1 EINATMEND die Arme nach vorn strecken (Handflächen nach unten) und den Kniestand einnehmen.

Position 2:
Knie-zum-Kopf aus Rückenlage
– Rückenlage einnehmen; die Hände liegen neben dem Körper; die Handflächen zeigen nach oben.
– Langsam tief EINATMEN.
– AUSATMEND das rechte Knie mit beiden Händen umfassen, an den Körper pressen, den Kopf anheben und mit der Nase das Knie berühren. Der linke Fuß bleibt ausgestreckt auf dem Boden liegen.
– EINATMEND den Kopf senken.
– AUSATMEND das Knie ausstrecken und das Bein auf den Boden legen.
Die Übung 3mal mit dem rechten Bein und 3mal mit dem linken Bein wiederholen.

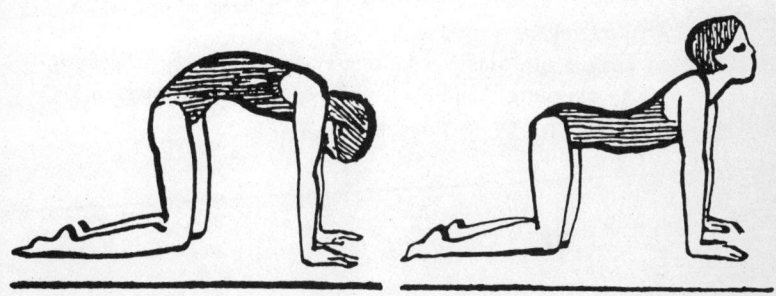

Besondere Wirkungen:
Stärkt Verdauung, weibliche Organe, Rückenmuskulatur und die Wirbelsäule; hilft gegen Menstruationsbeschwerden.

Position 2:
Knie-zum-Kopf aus Rückenlage

- Rückenlage einnehmen; die Hände liegen neben dem Körper; die Handflächen zeigen nach oben.
- Langsam tief EINATMEN.
- AUSATMEND das rechte Knie mit beiden Händen umfassen, an den Körper pressen, den Kopf anheben und mit der Nase das Knie berühren. Der linke Fuß bleibt ausgestreckt auf dem Boden liegen.
- EINATMEND den Kopf senken.
- AUSATMEND das Knie ausstrecken und das Bein auf den Boden legen.

Die Übung 3mal mit dem rechten Bein und 3mal mit dem linken Bein wiederholen.

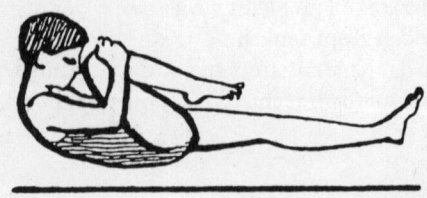

Besondere Wirkungen:
Stärkt den Magen und das Verdauungssystem; hilft gegen Verstopfung, gegen Gasbildung, Müdigkeit und gegen Kreuzschmerzen.

Position 3:
Radfahren

– Rückenlage einnehmen; die Hände liegen neben dem Körper, die Handflächen zeigen nach unten.

Variation a)
– Das rechte Bein anheben und nur mit dem rechten Bein Radfahrbewegungen ausführen: 10mal vorwärts, 10mal rückwärts.
– Dasselbe mit dem linken Bein wiederholen.

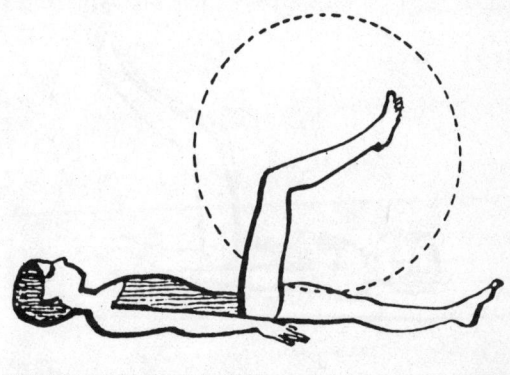

Variation b)
– Beide Beine anheben und mit beiden Beinen abwechselnd Radfahrbewegungen ausführen.
10mal vorwärts; 10mal rückwärts.

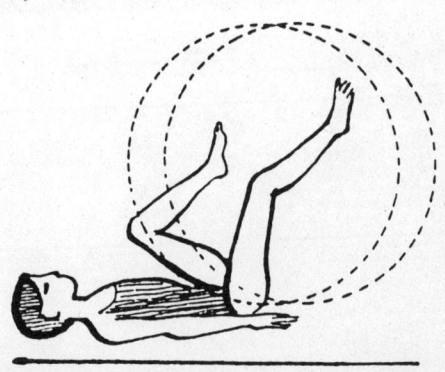

Variation c)
— Beide Beine anheben und mit beiden Beinen gleichzeitig dieselben
  Radfahrbewegungen ausführen.
5mal vorwärts; 5mal rückwärts.
Entspannen in Rückenlage.

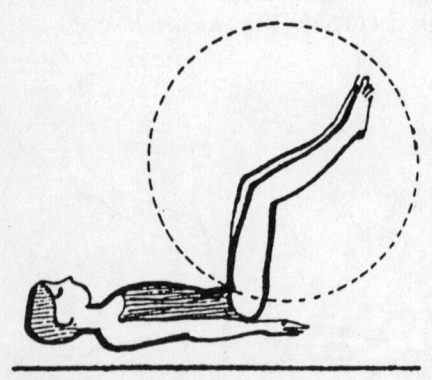

Besondere Wirkungen:
Stärkt Rücken- und Beinmuskulatur; festigt die Bauchmuskulatur,
erhöht die Elastizität der Hüftgelenke und Knie; gute Vorbereitung für
die Einnahme von Meditationsstellungen.

Position 4:
Boot
Rückenlage einnehmen.
- Die Arme nach vorn strecken; die Finger verschränken.
- Den Rumpf und die Beine etwas anheben; nur auf dem Gesäß balancieren (der Körper sieht dabei aus wie ein Boot).
- Den Körper von rechts nach links und von links nach rechts wiegen; dabei normal atmen.
10mal hin- und herwiegen.

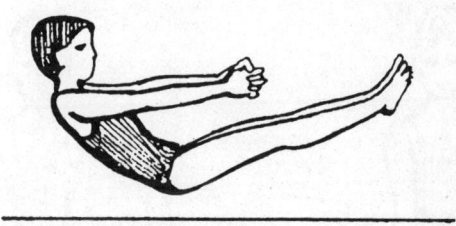

Besondere Wirkungen:
Stärkt Nieren und Verdauungssystem; Aktivierung des Blutkreislaufes im ganzen Körper; speziell für Kinder, die stottern; kräftigt die Bauch- und Beinmuskulatur; hilft Fettansatz der Hüften beseitigen.

Position 5:
Schmetterling

– Mit gestreckten Beinen sitzen.
– Die Knie anwinkeln und die Fußsohlen zusammenlegen.
– Die Fußspitzen mit den verschränkten Händen umfassen und die
  Füße so nahe wie möglich an den Körper heranziehen.
– Die Knie (gleich dem Flügelschlag eines Schmetterlings) auf- und
  abbewegen.
Bei fleißigem Üben erreichen die Knie mit der Zeit den Boden.

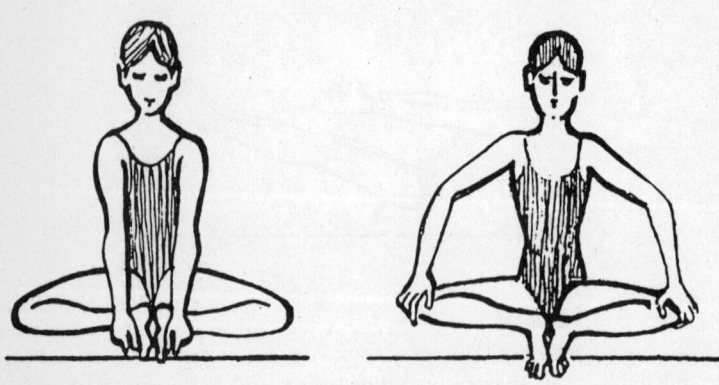

Besondere Wirkungen:
Stärkt Hüftgelenke, Bandscheiben, Ischiasnerv und den Blinddarm;
gute Vorbereitung für die Einnahme von Meditationsstellungen.

Position 6:
Knie auseinanderdrücken

– Aufrecht stehen und die Beine leicht grätschen.
– In die Hocke gehen (Fußsohlen bleiben fest auf dem Boden).
– Die Hände nach vorn ausstrecken und falten; AUSATMEN.
– EINATMEND die gefalteten Hände zur Brust ziehen; den Kopf in den
  Nacken legen und mit den Ellbogen die Knie auseinanderdrücken.
– AUSATMEND mit den Knien die Ellbogen zusammendrücken, den
  Kopf zwischen die Arme senken und die gefalteten Hände nach vorn
  ausstrecken.
10mal wiederholen.

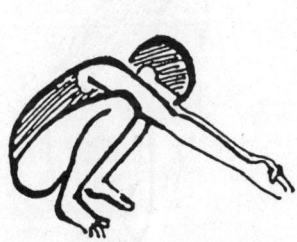 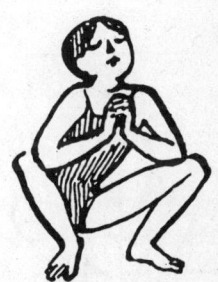

Besondere Wirkungen:
Überwindung körperlicher Schwäche; Stärkung des Gleichge-
wichtssinnes; hilft gegen Asthma, Bronchitis und gegen Rundrücken.

Position 7:

Aufrichten aus der Hocke

- Aufrecht stehen und die Beine leicht grätschen.
- In die Hocke gehen und die Hände von innen unter die Fußsohlen schieben.
- EINATMEND den Kopf in den Nacken legen.
- AUSATMEND den Körper aufrichten (die Hände bleiben unverändert unter den Fußsohlen), die Knie durchstrecken und den Kopf nach unten hängen lassen.
- EINATMEND wieder in die Hockstellung gehen und den Kopf in den Nacken legen.

5mal wiederholen.

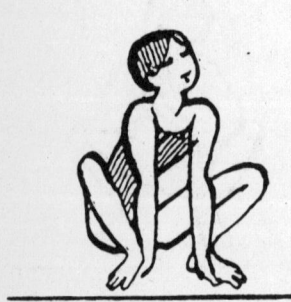 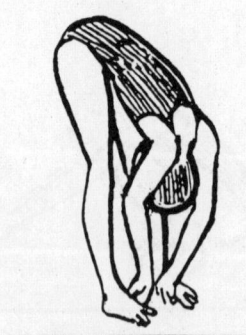

Besondere Wirkungen:
Stärkt die Sehnen der Beine, die Rücken- und Armmuskulatur.

Position 8:
Krähengang
– Hocke einnehmen; dabei auf den Zehenspitzen stehen.
– Die Hände auf die Knie legen.
2mal rund um die YOGA-Decke gehen.
Entspannen in Rückenlage.

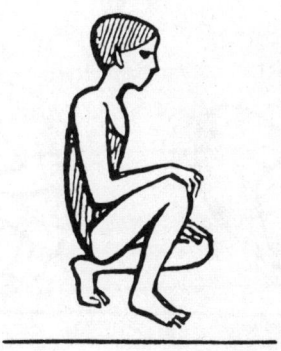

Besondere Wirkungen:
erleichtert Körpererwärmung; erhöht die Blutzirkulation in den Zehen und Füßen; stärkt Oberschenkelmuskulatur und Knie; gegen Plattfüße.

Position 9:
Auf dem Rücken rollen
– Hocke einnehmen; die Knie sind geschlossen.
– Die Knie mit den verschränkten Händen umfassen.

Variation a)
– EINATMEND den Körper zurückrollen lassen.
– AUSATMEND in die Hockstellung nach vorn rollen.
10mal zurück und nach vorn rollen.

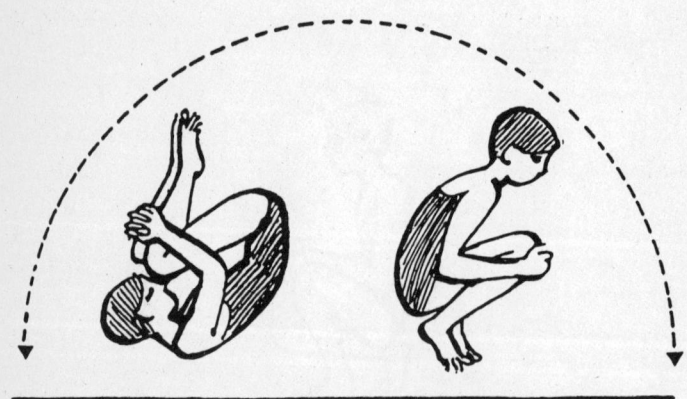

Besondere Wirkungen:
Rückenmassage; stärkt Nieren, Galle und Leber.

Variation b)
– EINATMEND den Körper zurückrollen lassen.
– Aus der Rückenlage von rechts nach links und von links nach rechts
  rollen (die Knie bleiben an den Körper angezogen).
10mal hin- und herrollen.

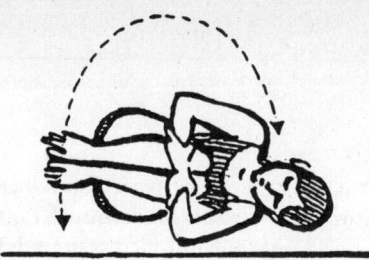

Besondere Wirkungen:
Stärkt die seitliche Muskulatur, Schulterpartie, Magen, Beckenmuskulatur, Hüftgelenke und Nieren.

Entspannen in Tigerpose:

- Auf dem Bauch liegen.
- Den Körper etwas auf die linke Seite drehen.
- Die linke Wange auf den linken Ellbogen legen. (Der linke Ellbogen weist nach oben!)
- Die rechte Hand auf den Handrücken der linken Hand legen. (Der rechte Ellbogen weist nach unten!)
- Das rechte Knie anziehen, so daß das Knie und der rechte Ellbogen einander berühren.

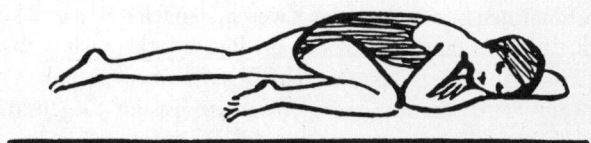

Besondere Wirkungen:
Entspannung der Wirbelsäule.

Allgemeines zur Atmung

Um leben zu können und unseren Körper gesund zu erhalten, brauchen wir nicht nur Nahrung und Wasser, sondern auch Luft zum Atmen. Die Atemluft ist sogar wichtiger für uns als Essen und Trinken, denn:

ohne zu essen, können wir ein paar Wochen leben;

ohne zu trinken, können wir ein paar Tage leben;

jedoch ohne zu atmen, können wir nur ein paar Minuten leben.

Unser Leben beginnt mit Atmung und endet mit Atmung.

Für ein gesundes Leben spielt die richtige Atmung eine sehr wichtige Rolle.

Yoga zeigt uns bisher noch unbekannte Möglichkeiten, wie man durch verschiedene Atemtechniken Körper und Geist beeinflussen kann.

Zu allererst ist es wichtig zu erkennen, daß sich unsere gewohnte Atmung von der natürlichen, richtigen Atmung, wie wir sie heute nur noch bei Säuglingen und Tieren sehen können, weit entfernt hat. Eine grundsätzliche Bedingung zur Wiederherstellung der gesunden Atmung ist das Einüben der sogenannten YOGISCHEN VOLLATMUNG.

Zum Erlernen dieser Atmung hilft die Unterscheidung der folgenden drei Atmungstypen:

1.) Die Bauch- oder Zwerchfellatmung

Beim Einatmen bewegt sich das Zwerchfell nach unten und komprimiert die Bauchorgane, so daß sich die Bauchdecke nach vorn wölbt. Beim Ausatmen kehrt das Zwerchfell nach oben zurück, und die Bauchdecke wird wieder flach. Ausatmen ist im Gegensatz zum Einatmen ein passiver Vorgang.

Die Bauchatmung bildet die Basis der Atmung. Sie ermöglicht die volle Ausnutzung der Lungenkapazität, verlangsamt die Atmung und fördert die Entspannung.

2.) Die Brustatmung

Beim Einatmen heben sich die Rippen, so daß der Brustkorb weiter wird, beim Ausatmen kehren die Rippen wieder in die ursprüngliche Stellung zurück.

Die Atemluft strömt in die mittleren Partien der Lungen. Die Lungen werden weniger gefüllt als bei der Bauchatmung, und die Atmung ist schneller.

Zu dieser Atmung kommt es automatisch in Streßsituationen, bei Nervosität und Anspannung. Durch die unbewußt einsetzende raschere Atmung wird dieser erhöhte Spannungszustand weiter verstärkt oder bleibt zumindest erhalten, so daß sich ein circulus vitiosus bildet. Um diesen Regelkreis zu unterbrechen, ist die tiefe und langsame Bauchatmung eine gute Hilfe.

3.) Die Schlüsselbeinatmung

Beim Einatmen hebt sich der obere Teil des Brustkorbes mit den Schlüsselbeinen, beim Ausatmen senkt er sich wieder. Die Atmung ist sehr flach und rasch.

Hier strömt die Luft in die Lungenspitzen.

Zu dieser Form kommt es in Atemnotsituationen.

Alle drei Variationen kommen bei einem Atemzug vor. Sie sollen eine fließende Welle bilden, die beim Einatmen von unten nach oben und beim Ausatmen von oben nach unten verläuft.

Beim Einatmen wölbt sich der Bauch nach vorn und der Brustkorb wird weiter, beim Ausatmen kehren Brustkorb und Bauch wieder in ihre ursprüngliche Lage zurück.

Wenn man die drei Formen so durchführt, daß die volle Lungenkapazität ausgenützt wird, nennt man das die YOGISCHE VOLLATMUNG (= Tiefatmung).

Ein Atemzug

Grundsätzlich kann man bei einem Atemzug drei Phasen unterscheiden:

1. die Einatmung
2. die Ausatmung
3. die Atempause

Eine Phase geht fließend in die andere über, wobei das Ausatmen ungefähr doppelt so lange wie das Einatmen dauern soll.

Die Atempause entsteht auf natürliche Weise am Ende der Ausatemphase und dauert so lange, bis sich der Reiz zum Einatmen von selbst ergibt. Sie ist sehr kurz und wird kaum wahrgenommen.

Die Einatmung bildet den aktiven Teil des Atemzuges. Dabei kommt es zur Anspannung der Atemmuskulatur; die Ausatmung ist der passive Teil, die Phase der Entspannung.

Eine ruhige und gleichmäßige, tiefe Atmung ist für unsere Gesundheit maßgebend. Sie wirkt harmonisierend und beruhigend auf Körper und Geist. Umgekehrt wirkt sich eine zu rasche und flache Atmung negativ auf uns aus, weil sie Nervosität, Streß, Verspannungen und Schmerzen steigern kann.

Ein sehr häufiger Fehler bei der Atmung ist, daß sich bei der Einatmung zwar der Brustkorb erweitert, aber der Bauch eingezogen wird, statt sich nach vorne zu wölben.

Die Bauchatmung ist dadurch erheblich beeinträchtigt. Oft kommt es aus modischen Gründen zu dieser Fehlatmung: durch Einziehen des Bauches oder einengende Kleider.

Im Yoga sollen alle Übungen, also auch die Atemübungen langsam und ohne unnötige Spannungen durchgeführt werden – ohne Ehrgeiz und Wetteifer. Der Atem soll unhörbar sein. Man atmet grundsätzlich durch die Nase und versucht seine Atmung durch Übungen schrittweise zu verlangsamen und zu verlängern.

Erst durch die richtige Atmung kommen die Wirkungen der Yogaübungen zu ihrer vollen Entfaltung.

Bei allen Übungen ist es sehr wichtig, sie in einem körperlich und geistig entspannten Zustand durchzuführen. Ein körperlich entspannter Zustand ist deshalb wichtig, weil nur dann die Muskulatur, die bei den jeweiligen Asanas gedehnt wird, die volle Bewegung zulassen kann, ohne dagegen zu spannen. Ein geistig entspannter Zustand ist notwendig, damit die Asanas mit voller Konzentration auf Spannung, Entspannung und Atmung geübt werden können. Durch bewußtes Ausatmen kann man die Entspannung der Muskulatur erheblich unterstützen, da das Ausatmen mit Muskelentspannung verbunden ist, während beim Einatmen die Muskelaktivierung gesteigert wird.

Eine gut bewegliche Wirbelsäule ist für den gesamten Körper wichtig, deshalb ist die Wirbelsäule an den meisten Yogaübungen beteiligt. Durch die Bewegungen des Zwerchfells während der Atmung können Muskelverspannungen im Bereich der Wirbelsäule gelöst werden. Eine weitere günstige Wirkung der Atmung beim Halten der Yogastellungen ist die feine Massagewirkung besonders auf die Organe und Drüsen, die durch die Asanas komprimiert werden.

Pranayama

Wie für alle anderen Yogaübungen, ist auch für Pranayama die Beherrschung des richtigen Atmens, also der sogenannten Yogischen Vollatmung eine notwendige Voraussetzung.

Um die Wirkung der Pranayamtechniken auf die körperlichen Vorgänge zu verstehen, muß man wissen, daß Tiefe und Frequenz der Atmung durch das Atemzentrum im Gehirn reguliert werden. Diese Steuerung richtet sich nach dem jeweiligen Stoffwechselbedarf unseres Organismus, der auch von unserem psychischen Zustand abhängig ist. Diese Regulierung geschieht automatisch, ohne unser Bewußtsein. Trotzdem ist die Atmung die einzige Körperfunktion, die nicht automatisch ablaufen muß, sondern auch willkürlich beeinflußt werden kann. Diese Tatsache wird im Yoga mit den Pranayamtechniken ausgenützt, die in den Atemmechanismus eingreifen und versuchen, die willkürliche Kontrolle durch Veränderungen des Atemrhythmus künstlich zu vergrößern. Pranayama ist also eine bewußte Steuerung der Atmung. Das klassische Pranayama besteht aus drei Phasen:

PURAKA – Einatmen
RECHAKA – Ausatmen
KUMBHAKA – Anhalten des Atems

Das Schwergewicht beim klassischen Pranayama liegt auf der Phase des Kumbhaka. Anfangs wird der Atem nach dem Einatmen angehalten, später auch nach der Ausatemphase.

Bevor man Pranayama mit Atemanhalten übt, müssen vorbereitende Atemübungen durchgeführt werden. Dazu gehört Nadi Sodhan Stufe 1, 2 und 3, wo man ohne den Atem anzuhalten durch ein Nasenloch atmet. Es entsteht ein Luftströmungswiderstand, der auch typisch für andere Pranayamas ist, wie zum Beispiel Ujjayi-Pranayama, bei dem man die Stimmritze zusammenzieht, oder bei SITALI, wo durch Lageveränderung der Zunge Widerstand erzeugt wird.

Der Luftstromwiderstand in den Atemwegen hat einen positiven Einfluß auf den Kreislauf, das Herz und die Lungen. Diese Wirkungen wurden bereits nach 10 Runden der Atemübung festgestellt. Die spezifischen Wirkungen sind bei der Beschreibung der einzelnen Techniken angeführt. Für fortgeschrittenes klassisches Pranayam, das mit dem Anhalten des Atems verbunden ist, ist die zeitliche Abfolge der drei Phasen von Bedeutung:

Zu Beginn ist das Verhältnis von Einatmen: Anhalten: Ausatmen wie 1 : 4 : 2.

Dieser Rhythmus verlangsamt sich mit der Zeit und mit dem Fortschritt des Übenden. Wird eine Kumbhaka-Phase auch nach dem Ausatmen eingelegt, so ist die zeitliche Abfolge 1 : 4 : 2 : 4, das heißt:

Einatmen: Anhalten: Ausatmen: Anhalten

1 : 4 : 2 : 4

Nach und nach wird sich der Atemrhythmus verlangsamen, bis nur mehr ein Atemzug pro Minute notwendig ist.

In all diesen Fällen wird durch die Steuerung des Rhythmus und der Atempause die normale Reaktion des Atemzentrums verändert.

Die natürliche Folge des Pranayama mit Atemanhalten ist, daß während den Atempausen weniger Sauerstoff in das Gewebe kommt und weniger Kohlendioxyd ausgeschieden wird. Das Gewebe muß sich an einen verminderten Stoffwechsel anpassen und dadurch den Sauerstoff besser ausnützen. So regt zum Beispiel der leicht sauerstoffarme Zustand den Herzmuskel zur besseren Versorgung der Blutgefäße an. Auch das Atemzentrum ist gezwungen, sich dem bewußt gesteuerten Rhythmus anzupassen, statt die Atmung zu beschleunigen, so wie es die natürliche Reaktion wäre. Nach längerem Üben kann es dann Änderungen des inneren und äußeren Milieus leichter ausgleichen. Die

Belastungs- und Widerstandsfähigkeit des Organismus gegenüber den unterschiedlichen Lebensbedingungen und schädlichen Umwelteinflüssen wird größer.

Auch der rhythmische Aspekt soll näher betrachtet werden. Wir kennen die starke Wirkung, die Rhythmen auf den Körper ausüben können. Manche Rhythmen haben eine anregende Wirkung, andere eine beruhigende. Ein Baby schläft zum Beispiel bei rhythmischen Bewegungen der Wiege leichter ein.

Wenn man nun ein und dasselbe Atemschema eine Zeitlang beibehält, so wird dessen Rhythmus auch auf andere Körpersysteme übertragen, besonders auf das Nervensystem. Es ist zu erwarten, daß ein langsamer Atemrhythmus eine Überaktivität der Nerven beruhigen kann. Ein leichter Überschuß an Kohlendioxyd im Blut ruft Gelassenheit und Ruhe hervor und regt den Kreislauf im Gehirn an.

Aus geistiger Sicht betrachtet, hilft uns Pranayama durch seine beruhigende Wirkung, unseren Geist unter Kontrolle zu halten und Streßsituationen besser zu meistern.

Es muß darauf hingewiesen werden, daß falsches Üben von Pranayama – besonders ein zu schnelles Fortschreiten – zu Schäden führen kann. Die bekannteste Schädigung ist die sogenannte Atemneurose. Der Betroffene fühlt einen ständigen Drang zum Einatmen, als ob er nicht genug Luft bekommen könnte.

Aber auch ernstere Schäden von Herz und Lunge können durch falsches Üben auftreten. Deshalb sollte man fortgeschrittenes Pranayam nicht nach Büchern üben, sondern nur unter der Anleitung eines erfahrenen Lehrers.

Zusammenfassend kann man sagen, daß Pranayama die Anpassungsfähigkeit an die sich immer ändernden Lebensumstände verbessert. Unsere Widerstandsfähigkeit gegenüber Umweltschäden erhöht sich und macht uns weniger abhängig von dem Einfluß der Biorhythmen.

Normalerweise denken wir nicht daran, wie wir eigentlich atmen. Deshalb versuchen wir zuerst, uns aller drei Atmungsweisen bewußt zu werden.

Übung:

Grundstellung: Rückenlage, Arme locker neben dem Körper, Handflächen nach oben. Knie gebeugt, Fußsohlen auf dem Boden.
Rücken-, Bauch- und Gesäßmuskeln entspannt.

Variation a)
- Eine Handfläche auf den Bauch legen und die Bewegung der Bauchdecke unter der Hand bei der Ein- und Ausatmung beobachten.
- Die Handflächen seitlich auf die Rippen legen (Finger zum Brustbein gerichtet) und beobachten, ob und wie weit sich die Rippen unter den Händen dehnen und wieder einziehen.
- Eine Hand knapp unter das Schlüsselbein legen und die Bewegung des Brustkorbes in diesem Bereich beobachten.

Variation b)
- Ruhig und tief atmen, alle mit dem Atem verbundenen Empfindungen wahrnehmen.
- Nach 5–6 Atemzyklen Arme seitlich, aber stets auf dem Boden, um ca. 45° öffnen.
- Nach 5–6 Atemzyklen Arme um weitere 45° weiterschieben (jetzt sind sie rechtwinkelig ausgestreckt).
- In der Bewegung fortsetzen, bis die Arme hinter dem Kopf auf dem Boden liegen.
- Bei jeder Veränderung der Lage der Arme wahrnehmen, wie die mit der Atmung verbundenen Empfindungen sich ändern und wie das Atemvolumen zunimmt.
- Ausatmend die Arme langsam in einem breiten Bogen seitwärts zurück neben den Körper legen, Beine strecken.

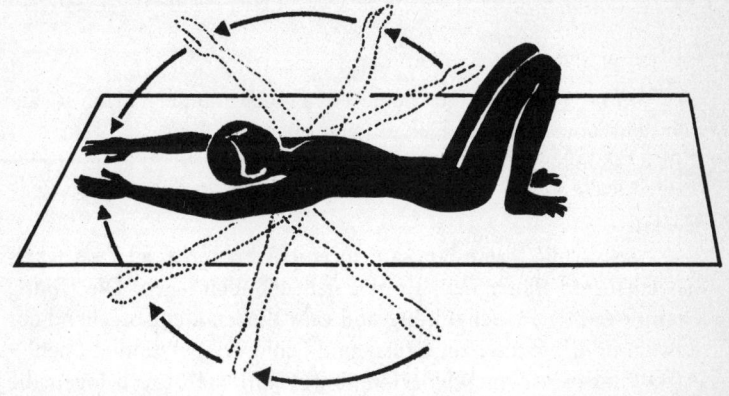

Auf diese Weise haben wir festgestellt, in welchem Maß wir zu Beginn des Übens einzelne Atemweisen anwenden.
Später können wir einen Vergleich mit der dann erreichten Atmungsart anstellen.

YOGISCHE VOLLATMUNG

Grundstellung: Rückenlage, Beine etwas auseinander, Arme locker neben dem Körper, Handflächen nach oben gerichtet.
Augen geschlossen.

Variation a)
- EINATMEND die Arme langsam in einem breiten Bogen seitwärts bewegen und hinter dem Kopf auf den Boden legen. Die Übung beginnt mit der Bauchatmung und geht fließend, entsprechend der Bewegung der Arme, zur Brust- und Schlüsselbeinatmung über.
- AUSATMEND die Arme wieder langsam neben den Körper bringen; die Ausatmung erfolgt umgekehrt: bewußt oben im Schlüsselbeinbereich mit dem Ausatmen beginnen, im Brustkorb fortsetzen und zum Schluß den Bauch einziehen.

Dies ist eine Runde. 5–10mal wiederholen, den Atem fühlen und kontrollieren, damit die Atmung möglichst tief und vollkommen ist.

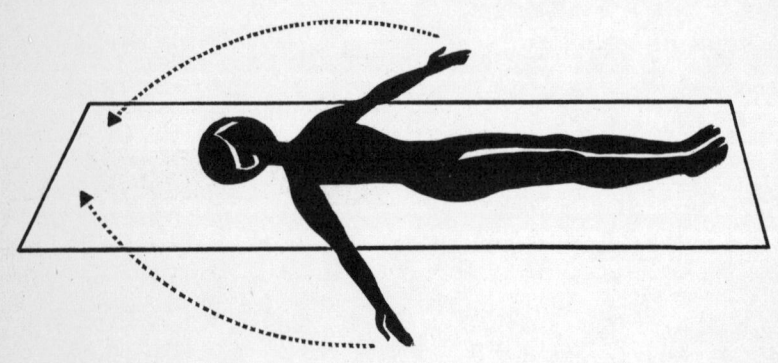

Variation b)

– EINATMEND die Arme parallel in einem hohen Bogen heben und hinter dem Kopf auf den Boden legen, Handflächen nach oben gerichtet.

– AUSATMEND die Arme in derselben Weise neben den Körper zurückführen, Handflächen auf dem Boden.

5–10mal wiederholen, alle drei Atmungsarten (Bauch-, Brust- und Schlüsselbeinatmung) spüren und beobachten, wie sich schon nach dieser kurzen Atemübung das Atemvolumen vergrößert hat.

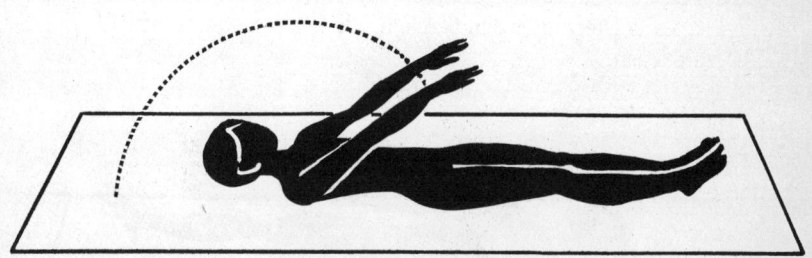

Entspannung

Sollen die Übungen die volle Wirkung bringen, ist es nötig zu lernen, wie man sich *vor* dem Üben und *zwischen* einzelnen Übungen richtig entspannt.

Deshalb werden schon an dieser Stelle einige Entspannungslagen und -techniken vorgestellt. Manche entspannen den ganzen Körper und führen auch zur psychischen Entspannung, andere werden gezielt auf bestimmte Teile des Körpers gerichtet. Mit der Zeit wird jeder Übende fähig sein, selbst zu beurteilen, welche Entspannungslage nach welcher Übung ihm am besten paßt.

ANANDASAN (Vollkommene Entspannung)

Grundstellung: Rückenlage, Beine etwas auseinander, Zehenspitzen nach außen gerichtet. Arme locker neben dem Körper, Handflächen nach oben gerichtet. Augen geschlossen, Lider entspannt.
Falls diese Lage zu schwierig ist, etwa bei Rückenschmerzen, kann man ein kleines Polster unter den Nacken, die Lenden und eventuell unter die Knie legen.

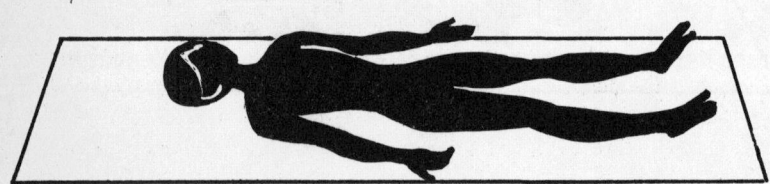

Variation a)

Die Aufmerksamkeit auf den natürlichen Atemvorgang richten:
– Einatmend das Atembewußtsein vom Nabel zur Kehle führen,
– Ausatmend das Atembewußtsein von der Kehle zum Nabel führen.

Alle mit dem Atem verbundenen Empfindungen fühlen:
– wie sich mit der Einatmung die Bauchdecke wölbt und der Brustkorb seitlich dehnt,
– wie sich bei der Ausatmung beide wieder einziehen.

Beobachten, wie sich mit jeder Ausatmung die Entspannung des
ganzen Körpers weiter vertieft.

Variation b)
– Alle Muskeln des rechten Beines anspannen, das Bein 5–10 cm
(nicht höher!) über den Boden heben und es eine Zeitlang so
gestreckt halten.
Empfinden, wieviel Mühe uns das Halten dieser Stellung kostet.
– Dann das Bein ganz passiv, nur durch sein eigenes Gewicht zu Boden
sinken lassen und die vorherige Spannung mit der jetzigen Entspannung vergleichen.
3–5mal mit jedem Bein wiederholen.

Dasselbe mit beiden Armen durchführen.
– Einatmend Gesäßmuskeln zusammenziehen,
– Ausatmend wieder entspannen.
– Einatmend Nackenmuskeln anspannen, so daß der Kopf sich leicht
hebt; das Gesicht runzeln, Zähne zusammenpressen, das Kinn in die
Halsgrube ziehen.
– Ausatmend den Kopf auf den Boden senken, mit leichtem Hin- und
Herdrehen die bequemste Lage für den Kopf finden, entspannen.
– Einatmend alle Rücken- und Bauchmuskeln anspannen, als ob man
sich aufsetzen wollte, doch die eigentliche Bewegung nicht durch-
führen.
– Atem anhaltend die Spannung aller betroffenen Muskeln fühlen.
– Ausatmend die Spannung lösen.
– Ruhig atmend die vertiefte Entspannung des ganzen Körpers wahr-
nehmen.

Pranayama

NADI SODHAN (Nervenreinigung)

Grundstellung: Mit gekreuzten Beinen sitzen; der Oberkörper ist aufrecht, aber entspannt; beide Hände ruhen locker auf den Knien; die Augen sind (und bleiben während der gesamten Übung) geschlossen.

Fingerhaltung: Zeige- und Mittelfinger der rechten Hand werden auf das Zentrum zwischen den Augenbrauen gelegt.

Der rechte Daumen wird zum Verschließen des rechten Nasenloches verwendet. Der rechte Ringfinger wird zum Verschließen des linken Nasenloches verwendet.

Regungslos sitzend sich etwa drei Minuten lang auf die normale Atmung konzentrieren.
- Zeige- und Mittelfinger der rechten Hand auf das Zentrum zwischen den Augenbrauen legen und mit dem rechten Daumen das rechte Nasenloch verschließen.
- Durch das offene linke Nasenloch 20mal tief aus- und einatmen (Bauchatmung!).
- Das linke Nasenloch mit dem rechten Ringfinger verschließen, das rechte Nasenloch öffnen und 20mal durch das rechte Nasenloch tief aus- und einatmen (Bauchatmung!).

Sobald man fertig ist, die Hand auf das Knie sinken lassen und etwa eine Minute lang mit geschlossenen Augen regungslos sitzen; sich dabei auf die normale Atmung konzentrieren.

Beschriebener Übungsablauf – 1 Runde.
Übung täglich 3 bis 5 Runden mit voller Konzentration ausführen.

Besondere Wirkungen:
Reinigt das Blut und das Atemsystem; stärkt das Atemsystem; lindert Kopfschmerzen; beseitigt Nervosität.

2. Stufe

Nach der ersten Stufe der Übungen von »Yoga im täglichen Leben« ist der Körper nun vorbereitet, zu den ersten echten »Asanas« des klassischen Yoga weiterzugehen.

Wie du bereits feststellen konntest, besteht ein großer Unterschied zwischen herkömmlicher Gymnastik, die hauptsächlich auf die Oberflächenmuskulatur des Körpers wirkt, und den Yogaübungen und -stellungen, die tiefgreifend die Körperfunktionen und auch das Gemüt beeinflussen und im positiven Sinne verändern. Durch Yoga werden nicht nur Muskulatur und Gelenke, sondern alle Organe einschließlich der inneren Drüsen und besonders auch das Nervensystem harmonisch entwickelt und gestärkt. Gymnastik wirkt mehr oberflächlich auf den Körper, Yoga hingegen darüber hinaus auf die gesamte Persönlichkeit. Ziel der Yogaübungen ist, Körper und Geist gesund, ausgeglichen und ruhig werden zu lassen, damit der Mensch fähig wird, seine verborgenen Tiefen zu ergründen und dadurch Frieden und Glück zu erfahren.

Um im Yoga rasche und zugleich dauerhafte Erfolge erringen zu können, ist es von größter Bedeutung, die Übungen regelmäßig und systematisch durchzuführen. Anfangs wird das etwas unbequem und schwierig sein; sobald Körper und Geist jedoch beginnen, die wohltuenden Wirkungen zu spüren, stellt sich ganz von selbst das Verlangen nach den Übungen ein – so wie man sich nach einem Spaziergang in frischer Luft oder nach einem warmen Bad sehnt.

Zum Üben eignet sich am besten ein ruhiger, heller, gut durchlüfteter Raum, eine Matte oder Decke auf dem Fußboden dient als Unterlage. Am besten ist es, morgens vor dem Frühstück oder in den Abendstunden zu üben. Wenn das nicht möglich ist, kann jederzeit im Laufe des

Tages geübt werden, nur nicht unmittelbar nach einer Mahlzeit. Es gibt Asanas, die leichter morgens und andere, die einfacher am Abend zu üben sind. Wer Schwierigkeiten mit dem Aufwachen hat, wird den Segen bestimmter Atemtechniken morgens nicht mehr missen wollen. Wer schlecht einschläft, wird sich schon bald jeden Abend nach der Entspannung durch Yoga sehnen und regelmäßig üben. Ebenso ist es mit den Beschwerden durch niedrigen Blutdruck, bei Rückenschmerzen und anderen Beeinträchtigungen des Wohlbefindens. So wie uns das Waschen ein Bedürfnis ist, wenn wir uns reinigen wollen, so werden wir nach einiger Zeit der Gewöhnung unsere regelmäßigen Yoga-Übungen nicht mehr missen wollen.

Asanas

SHASHANKASAN (Hase)

Grundstellung: Den Fersensitz einnehmen (Vajrasan).
   Die Hände ruhen auf den Knien. Der Oberkörper ist aufrecht, aber entspannt.
- EINATMEND die Arme über den Kopf heben.
- AUSATMEND die Arme und den Oberkörper nach vorn beugen, bis die Stirn den Boden berührt. (Das Gesäß bleibt auf den Fersen.)
- NORMAL ATMEND die Stellung einhalten und bis 30 zählen.
- EINATMEND den Oberkörper samt den gestreckten Armen hochheben.
- AUSATMEND die Arme senken und die Handflächen auf die Knie legen.

Den gesamten Übungsablauf 3mal wiederholen. Bei der letzten Durchführung in der Stellung mit normaler Atmung eine Zeitlang verbleiben, die Wirkung der Atembewegungen auf die Wirbelsäule spüren.

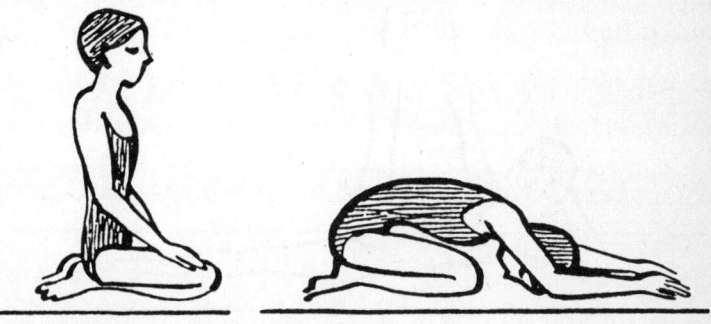

Besondere Wirkungen:
Stärkt die Durchblutung des Kopfes; gut für die Augen; gegen Müdigkeit, Verstopfung, Blinddarmreizung, Nervosität und Depressionen. Diese Übung hat eine stark beruhigende Wirkung; sie fördert überdies die Konzentrationsfähigkeit.

MERU AKARANASAN (Dehnung der Wirbelsäule)

Grundstellung: Auf dem Boden sitzen; Beine zusammen und gestreckt.
- Den Körper auf die rechte Seite drehen; die Beine liegen übereinander. Die Handfläche der rechten Hand ist auf dem Boden abgestützt; das gesamte Körpergewicht wird von der rechten Hand und dem rechten Bein getragen.
- Die Augen schließen und mit normaler Atmung etwa eine Minute lang auf den ganzen Körper konzentrieren und versuchen, den Gedankenstrom zu beruhigen.
  Dann die Konzentration der Wirbelsäule zuwenden.
- Die Augen öffnen, zur besseren Balance einen Punkt fixieren.
- Den rechten Ellbogen auf dem Boden aufstützen und den Kopf in die rechte Handfläche legen.
- Mit der linken Hand die linke große Zehe fassen und EINATMEND das Bein hochstrecken.
- Möglichst lange in der Stellung verharren, den ATEM ANHALTEN.
- AUSATMEND das Bein senken.
Die Übung auf der linken Seite liegend mit dem rechten Bein und der rechten Hand wiederholen.
  Die Übung abwechselnd rechts/links 3- bis 5mal wiederholen.

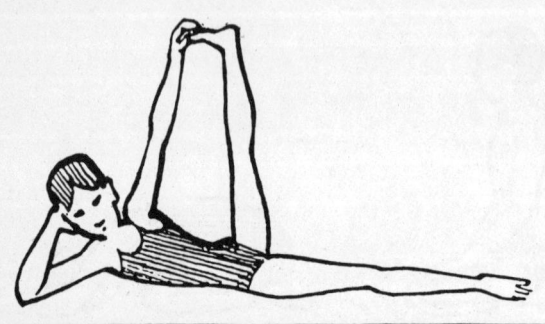

Besondere Wirkungen:
Dehnt die Wirbelsäule; besonders gut für die Nieren (gegen Nierenschmerzen, Nierensteine), aktiviert die Nierentätigkeit; gut für die Hüftgelenke; sehr gut für Sehnen der Beine und Schultergelenke.
Achtung! Wenn jemand an großen Nierensteinen leidet, soll er diese Übung nicht ausführen.

BHUMANANASAN (Gruß der Erde)

Grundstellung: Auf dem Boden sitzen; die Beine sind gestreckt; die Hände sind hinter dem Körper aufgestützt.

– EINATMEND die Arme nach vorn strecken.
– AUSATMEND den Körper zur rechten Seite drehen und beugen, etwa 40 cm seitlich vom Körper die Hände auf dem Boden aufstützen, die Ellbogen beugen und mit der Stirn den Boden berühren, dabei das linke Gesäß möglichst nicht vom Boden abheben.
– EINATMEND hochkommen.
– AUSATMEND zur Mitte drehen und die Hände auf die Oberschenkel legen.
Die Übung zur linken Seite ausführen.

Die gesamte Übung abwechselnd nach links und rechts 3–5mal wiederholen.

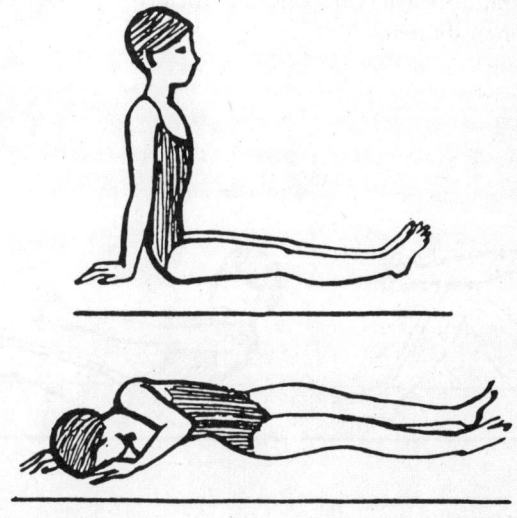

Besondere Wirkungen:
Hält die Wirbelsäule elastisch und gesund; gut für die Schultern, Hüftgelenke und Rückenmuskulatur.

ASHVA SANCHALANASAN (Reiterstellung)

Grundstellung: Auf dem Boden sitzen; die Beine sind gestreckt; die Hände ruhen auf den Oberschenkeln; der Körper ist aufrecht, aber entspannt.

— In der Grundstellung etwa eine Minute lang verharren und sich auf die folgenden Bewegungen konzentrieren.

— EINATMEN.

— AUSATMEND die Knie etwas anziehen (die Fußsohlen bleiben auf dem Boden), die Arme nach vorn strecken und die Finger verschränken.

— EINATMEND die Beine ausstrecken (die Fersen befinden sich dabei etwa 40 cm über dem Boden), den Oberkörper nach hinten bewegen. Die verschränkten gestreckten Arme bleiben vorn.

— AUSATMEND Knie anziehen (Fußsohlen auf dem Boden) und den Körper aufrichten.

10mal abwechselnd die Beine ausstrecken (Oberkörper zurückbewegen) und Knie anziehen (Oberkörper aufrichten). Das ist eine Runde.

3 Runden ausführen.

Entspannung.

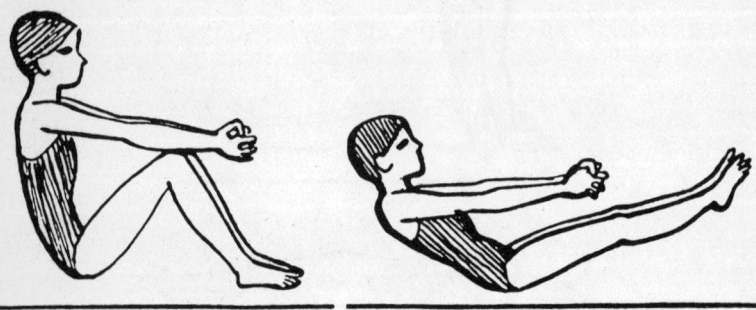

Besondere Wirkungen:
Erhöht die Körperkondition; festigt die Bauch-, Rücken- und Oberschenkelmuskulatur.

Achtung! Diese Übung darf während der Menstruation und in der Schwangerschaft nicht ausgeführt werden.

70

UTHAN PRISTHASAN (Rumpf heben)

Grundstellung: Bauchlage einnehmen und Körper und Geist entspannen.

– Die Ellbogen aufstützen und die angewinkelten Unterarme in Schulterhöhe übereinander legen.
  Die Stirn ruht auf den Unterarmen.
– EINATMEND den Kopf hochheben und gestützt auf die Ellbogen den Körper samt dem Gesäß etwas heben, so daß der Oberkörper parallel mit dem Boden ist.
– Die Stellung so lange einhalten, wie es möglich ist, den ATEM ANZUHALTEN.
– AUSATMEND den Körper und den Kopf senken.
Die Übung drei- bis fünfmal wiederholen.

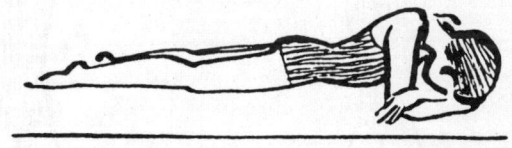

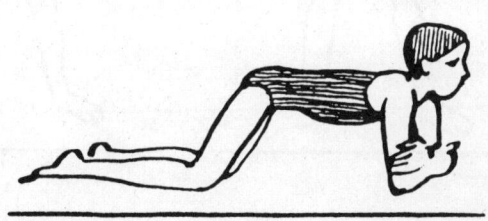

Besondere Wirkungen:
Festigt das Zwerchfell; besonders gut für die Wirbelsäule. Kräftigt die Rücken-, Schulter- und Oberarmmuskulatur.

HASTA UTHANASAN (Arme über dem Kopf kreuzen)

Grundstellung: Mit leicht gegrätschten Beinen stehen.
– EINATMEND die gestreckten Arme seitlich bis zur Schulterhöhe heben.
– AUSATMEND die Arme über den Kopf heben und kreuzen.
– EINATMEND die Arme bis zur Schulterhöhe sinken lassen.
– AUSATMEND die Arme wieder an den Körper legen.
Übung 10mal wiederholen.

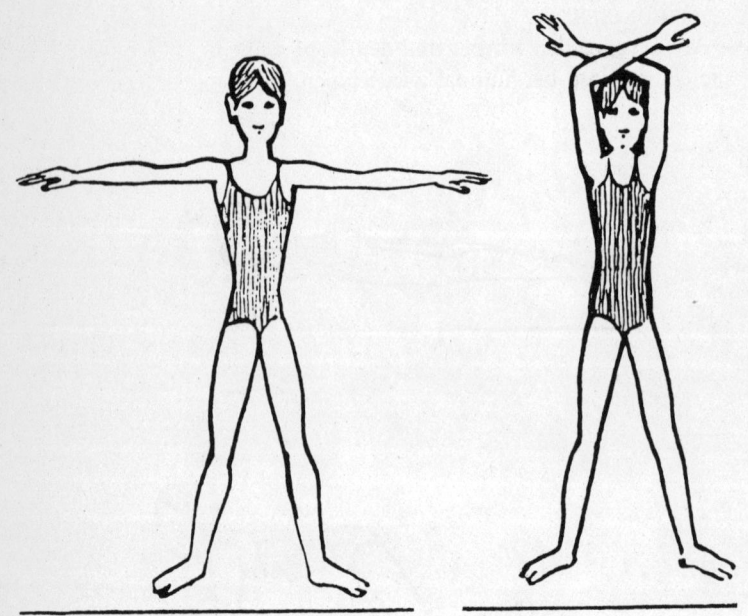

Besondere Wirkungen:
Macht die Schultergelenke gelenkig; entspannt die Rückenmuskulatur, die Muskulatur der Schulterblätter und besonders steife Schultern.

Wird diese Übung entspannt und konzentriert ausgeführt, bringt sie überdies Frieden für den Geist.

UTTHIT LOLASAN (Arme schwingen)

Grundstellung: Mit weit gegrätschten Beinen stehen; die Hände befinden sich seitlich neben dem Körper; die Handflächen berühren die Außenseiten der Oberschenkel.

– EINATMEND die Arme über den Kopf heben; die Hände dabei locker nach vorn hängen lassen.
– AUSATMEND den Rumpf nach vorn beugen.
– NORMAL ATMEND 10mal mit den Armen zwischen den Beinen zurück und nach vorn schwingen (ohne den Rumpf dabei zu heben).
– EINATMEND den Rumpf aufrichten und die Arme über den Kopf heben; die Hände hängen locker nach vorn.
– AUSATMEND die Arme seitlich sinken lassen.

Übung 3mal wiederholen.
Entspannung.

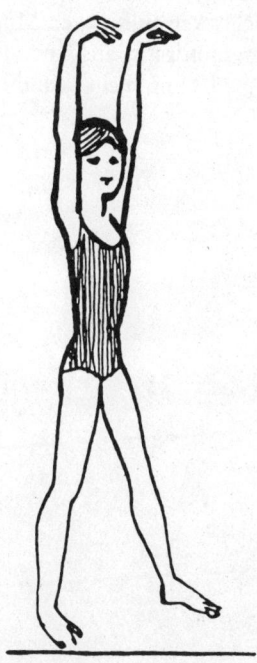

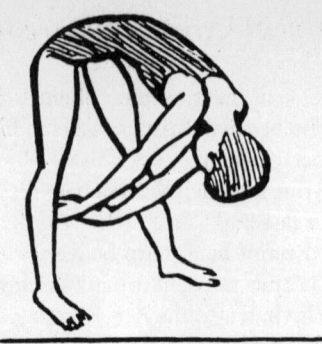

Besondere Wirkungen:
Stimuliert den ganzen Körper; lockert und entspannt die Hüftgelenke und die Rückenmuskulatur; gut für die Sehnen der Beine und für die Muskulatur der Oberschenkel; hilft gegen Müdigkeit.
Achtung! Wer an hohem Blutdruck, an Schwindel oder Bandscheibenschäden leidet, darf diese Übung nicht ausführen.

AKARAN DHANURASAN (Bogen spannen)

Grundstellung: Mit leicht gegrätschten Beinen stehen,
die Zehen des rechten Fußes schauen nach vorn; die Zehen des linken
Fußes schauen nach links; Kopf, Nacken und Rücken sind gerade.
– Den Kopf nach links drehen.
– Den linken Arm seitlich strecken; mit der linken Hand eine Faust
  machen; der Daumen bleibt hochgestreckt außen.
– Den rechten Arm seitlich nach links strecken; mit der rechten Hand
  eine Faust machen; der Daumen bleibt hochgestreckt außen.
– Auf die Spitze des linken Daumens konzentrieren.
– EINATMEND die rechte Hand zurück bis zum rechten Ohr ziehen; den
  ATEM ANHALTEN.
– AUSATMEND die rechte Hand wieder seitlich nach links strecken.
Die Übung ist langsam und mit hoher Konzentration auszuführen.
  Übung 3mal nach links und 3mal nach rechts ausführen.

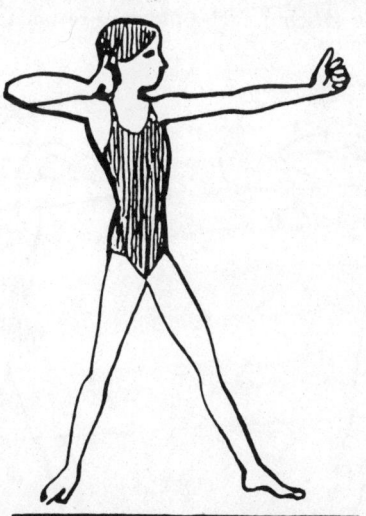

Besondere Wirkungen:
Kräftigt und entspannt die Nacken- und Rückenmuskulatur; stimuliert
die Funktion der Lunge; sehr gut gegen Asthma und Bronchitis; gut
gegen Kurz- und Weitsichtigkeit.
  Hilft die Konzentrationsfähigkeit zu entwickeln.

MERU PRISTHASAN (Schultern drehen)

Grundstellung: Mit gegrätschten Beinen stehen; der Körper ist aufrecht, aber entspannt; die Arme hängen seitlich des Körpers locker herunter.

– Die Augen schließen und sich ein paar Sekunden lang auf den gesamten Körper konzentrieren.
– EINATMEND die Arme seitlich heben, die Ellbogen beugen und die Fingerspitzen auf die Schultern legen.
– AUSATMEND den Rumpf mit Schwung nach links drehen.
– EINATMEND zur Mitte kommen;
  10mal wiederholen.
– Nach der 10. Ausführung den Oberkörper nach links drehen, beugen und AUSATMEND nach vorn bewegen.
– EINATMEND den Oberkörper aufrichten.
Gesamte Übung zur rechten Seite ausführen.

Die Übung abwechselnd nach links und rechts 3mal wiederholen. Entspannung.

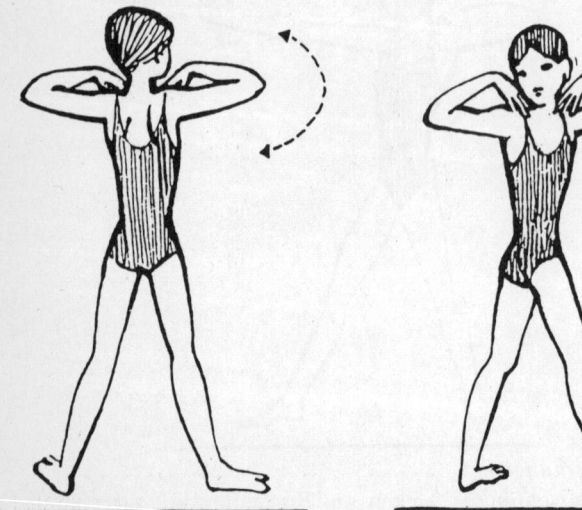

Besondere Wirkungen:
Stärkt das Rückgrat und die Rückenmuskulatur; verhilft zu innerem Gleichgewicht.

CHATUSPADASAN (4-Beine-Übung)

Grundstellung: Mit geschlossenen Füßen aufrecht stehen; der Körper ist entspannt.
– EINATMEND die Hände über den Kopf heben.
– AUSATMEND den Rumpf nach vorn beugen (der Rücken bleibt dabei gerade) und die Handflächen auf den Boden stellen; der Kopf ist in den Nacken zurückgelegt, der Blick nach unten gerichtet.
– RUHIG ATMEND so lange in dieser Stellung verharren, wie es angenehm ist.
– EINATMEND den Rumpf aufrichten und die gestreckten Arme über den Kopf heben.
– AUSATMEND die Arme seitlich neben den Körper sinken lassen.
Übung 3mal wiederholen.
Entspannung.

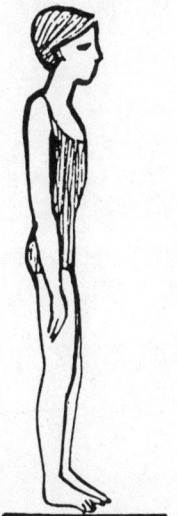 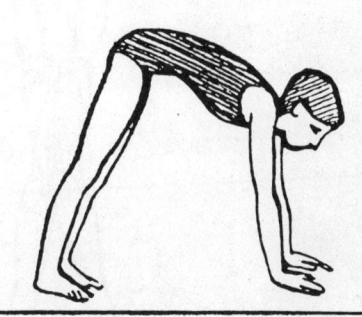

Besondere Wirkungen:
Fördert die Funktion der Nieren; aktiviert das Verdauungssystem; stärkt die Wirbelsäule; dehnt die hintere Beinmuskulatur.

KATICHAKRASAN (Ziehbrunnen)

Grundstellung: Mit gegrätschten Beinen stehen; der Oberkörper ist aufrecht, aber entspannt.

- Die Hände vor dem Körper verschränken, Handflächen sind nach unten gerichtet.
- EINATMEND die Arme über den Kopf heben und auf die Finger blicken.
- AUSATMEND den Rumpf samt den gestreckten Armen nach vorn beugen (der Rücken bleibt dabei gerade und der Blick auf die Finger gerichtet).
- EINATMEND langsam in dieser Stellung nach links drehen.
- AUSATMEND langsam zur Mitte drehen.
- EINATMEND hochkommen.
- AUSATMEND zur Ausgangsposition zurückkommen.
- Die Übung zur rechten Seite ausführen.

  Die gesamte Übung abwechselnd nach links und rechts 3mal wiederholen.

Entspannung.

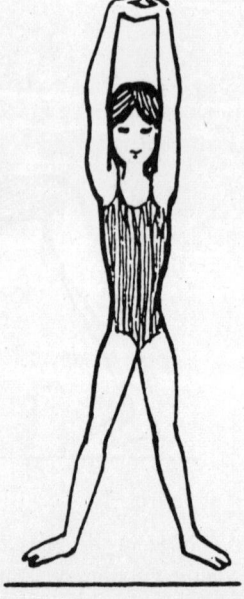

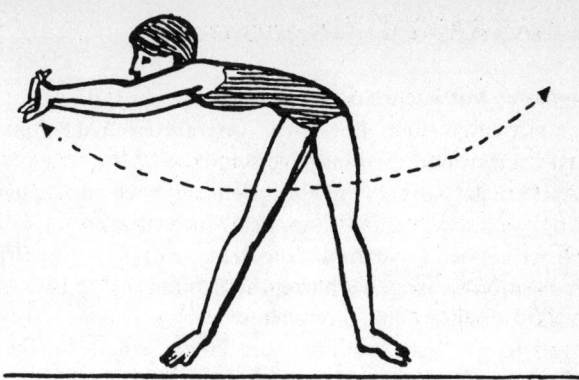

Besondere Wirkungen:
Stärkt die Hüftgelenke; kräftigt die Rückenmuskulatur; dehnt die seitliche Rumpfmuskulatur.
Achtung! Wer an hohem Blutdruck oder an Schwindel leidet, darf diese Übung nicht ausführen.

DVIKONASAN (Zweifaches Dreieck)

Grundstellung: Mit geschlossenen Füßen aufrecht stehen.
- EINATMEND in weitem Bogen die gestreckten Arme hinter den Rücken bringen und die Finger verschränken.
- AUSATMEND den Körper vom Hüftgelenk aus nach vorn beugen und den Kopf so nah wie möglich zu den Knien bringen.
- Die Hände bleiben verschränkt; die Arme sanft nach vorn drücken.
In dieser Position so lange verharren, wie es angenehm ist.
- EINATMEND langsam hochkommen.
- AUSATMEND die Verschränkung der Finger lösen und die Arme seitlich neben den Körper sinken lassen.
Übung 3mal wiederholen.
Entspannung.

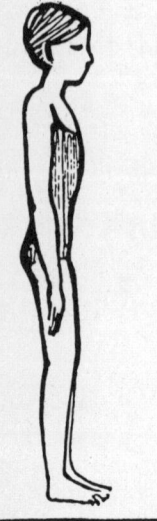
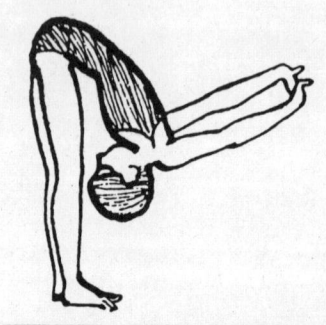

Besondere Wirkungen:
Weitet den Brustkorb; speziell für Kinder, die sich im Wachstum befinden; stärkt die Rückenmuskulatur und hilft gegen Rundrücken.

UTTANASAN
(Aufrichten aus der Hocke mit seitlich gebeugten Knien)

Grundstellung: Mit leicht gegrätschten Beinen aufrecht stehen.
– Die Finger vor dem Körper verschränken.
– TIEF EINATMEN.
– AUSATMEND die Knie seitlich beugen und langsam mit aufrechtem Oberkörper in die Hocke gehen.
– EINATMEND mit geradem Körper hochkommen.
3mal wiederholen, und zwar:
– beim ersten Mal erreichen die Hände etwa die Höhe der Oberschenkel,
– beim zweiten Mal erreichen die Hände etwa die Höhe der Knie,
– beim dritten Mal erreichen die Hände etwa die Höhe der Fußgelenke.
Entspannung.

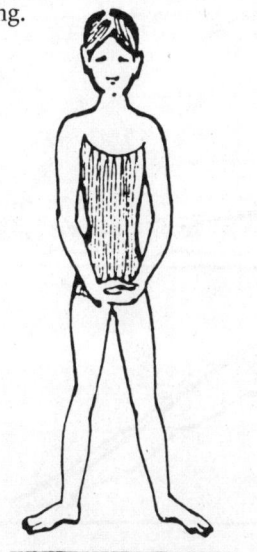
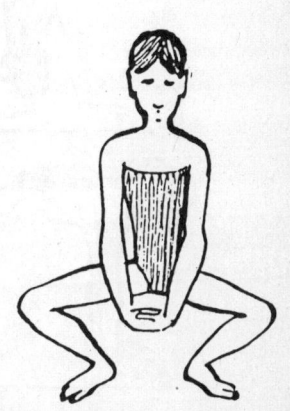

Besondere Wirkungen:
erleichtert die Entbindung; gegen unregelmäßige Menstruation und Beschwerden während der Menstruation; dehnt und festigt die Muskulatur auf der Innenseite der Beine.

SETUASAN (Brücke)

Grundstellung: Mit gestreckten geschlossenen Beinen auf dem Boden sitzen.

– Die Hände hinter den Körper stellen, die Fingerspitzen zeigen nach hinten.

– EINATMEND den Körper abheben, so daß er eine schiefe Ebene bildet; den Kopf locker nach hinten hängen lassen; die Fußsohlen stehen zur Gänze auf dem Boden (das Körpergewicht wird von den Händen und den Füßen getragen).

Bei NORMALER ATMUNG diese Stellung einhalten, so lange es angenehm ist.

– AUSATMEND den Körper in die Ausgangsstellung senken.

Übung 2mal täglich 3bis 5mal wiederholen.

Entspannung.

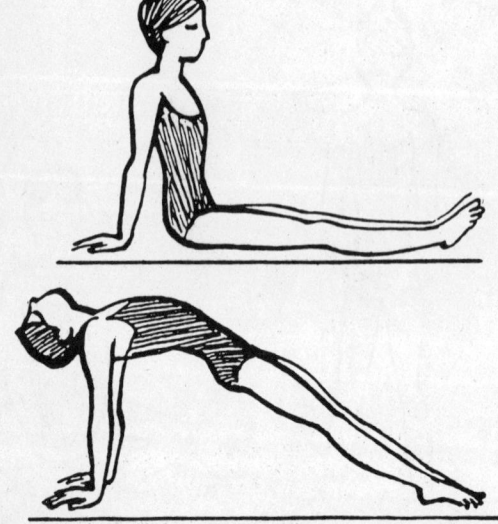

Besondere Wirkungen:
Für Mutter und Kind während der Schwangerschaft sowie gegen Unterleibs- und Menstruationsbeschwerden; kräftigt die Handgelenke, die Armmuskulatur, die Rückenmuskulatur und die Lendengegend.

HASTA PADANGUSTHASAN (Hand-Fuß-Streckung)

Grundstellung: Auf der rechten Körperseite liegen; die Hände sind über den Kopf gestreckt und gefaltet (der Kopf bleibt zwischen den Armen). Beine und Füße liegen übereinander.

– EINATMEND das linke Knie beugen, mit der linken Hand die Zehen fassen und versuchen, das Bein so hoch wie möglich durchzustrekken (das Knie sollte völlig gestreckt sein).
– ATEM ANHALTEND die Stellung so lange wie möglich bewegungslos einhalten und sich dabei auf einen Punkt konzentrieren.
– AUSATMEND in die Ausgangsposition zurückkommen.
Übung 2mal wiederholen.

Die Übung auf der linken Körperseite liegend mit dem rechten Bein und dem rechten Arm ausführen.

Übung 2mal wiederholen.

Entspannung.

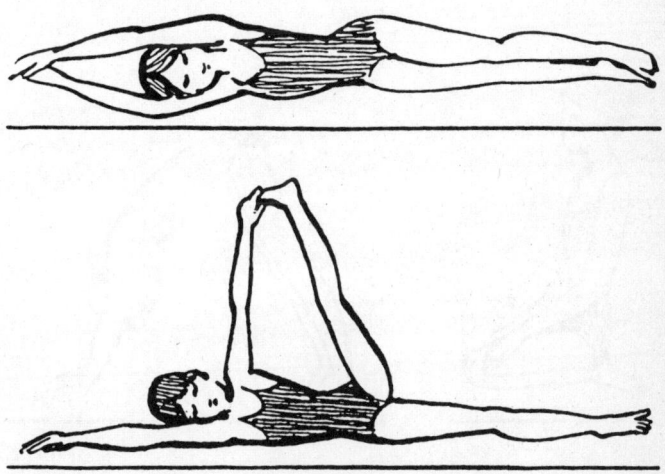

Besondere Wirkungen:
Tonisiert die weiblichen Organe (daher gut für Mädchen) und die Nieren; macht die Hüftgelenke flexibel.
Entwickelt die Konzentrationsfähigkeit.

SUMERUASAN (Mount Everest-Stellung)

Grundstellung: Den Fersensitz einnehmen (Vajrasan).
Die Hände ruhen auf den Knien. Der Oberkörper ist aufrecht, aber entspannt.
NORMAL ATMEN und mit geschlossenen Augen auf den ganzen Körper konzentrieren.
– Kniestand einnehmen und die Hände vor den Körper auf den Boden legen.
– Das Gesäß hochheben und die Knie durchstrecken. Auf den Zehen stehen (das Gewicht des Körpers wird von den Händen und den Zehen getragen), der Blick ist auf den Nabel gerichtet.
In der Stellung eine Zeitlang mit normaler Atmung verbleiben.
– In die Grundstellung übergehen.
Übung 3mal wiederholen; dabei NORMAL ATMEN.
Entspannung.

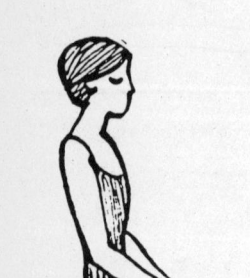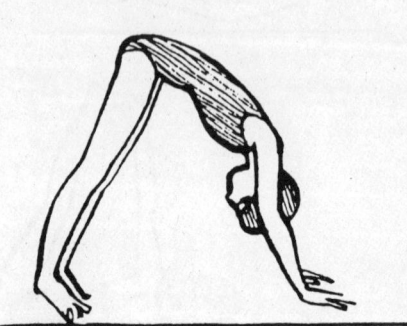

Besondere Wirkungen:
Erfrischt den ganzen Körper (gut gegen Müdigkeit); speziell gut gegen Ischiasbeschwerden; gut für die Beinmuskulatur.
Achtung! Wer an hohem Blutdruck oder Schwindel leidet, darf diese Übung nicht ausführen.

MERU VAKRASAN (Einfacher Drehsitz)

Grundstellung: Mit gestreckten Beinen sitzen. Der Oberkörper ist aufrecht, aber entspannt. Die Hände sind etwa 10 cm hinter dem Körper aufgestützt. Die Fingerspitzen weisen zur Seite.

– EINATMEND die linke Hand neben die rechte Hand stellen.
– AUSATMEND das linke Knie beugen und den Fuß auf die äußere Seite des rechten Oberschenkels stellen; den gesamten Oberkörper nach rechts drehen (der Kopf blickt über die rechte Schulter nach hinten). In dieser Stellung so lange verharren, wie es möglich ist, den ATEM ANZUHALTEN.
– EINATMEND in die Ausgangsstellung zurückkommen.
Übung 2mal nach rechts und 2mal nach links ausführen.
Entspannung.

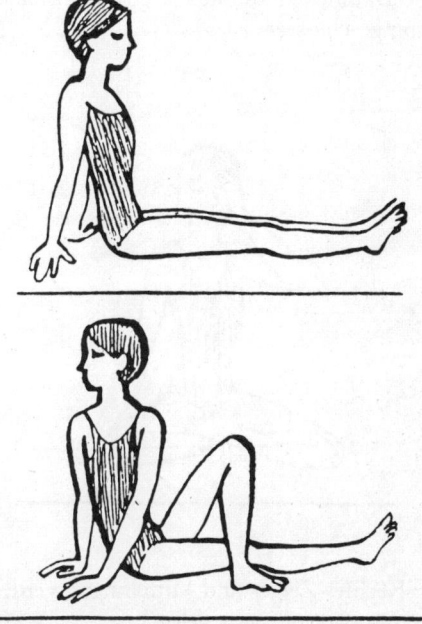

Besondere Wirkungen:
Bereitet auf Ardha Matsyendrasan (Drehsitz) vor; stärkt die Wirbelsäule; wirkt vorbeugend gegen Bandscheibenbeschwerden.

Pranayama

NADI SODHAN (2. Stufe)

Grundstellung: Während man Pranayama übt, soll man entweder in
Lotuspose (Padmasan), Siddhasan oder Vajrasan bewegungslos sitzen;
der Oberkörper ist aufrecht, Schultern, Nacken und Rücken sind
gerade; Körper und Geist entspannt. Der Körper soll bedeckt, die
Kleidung leger sein. Überzeuge dich, daß du dich bequem fühlst.

Beide Hände ruhen auf den Knien, Handflächen nach oben gerichtet,
Zeigefinger und Daumen zusammen; die Augen bleiben während der
gesamten Übung geschlossen.

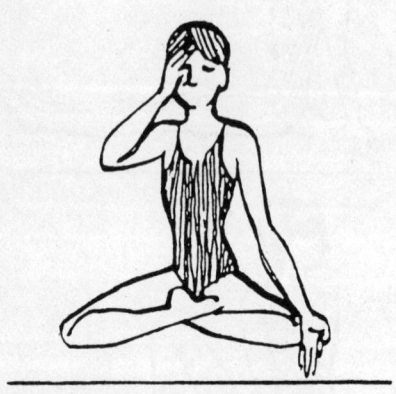

Fingerhaltung: Rechter Zeige- und Mittelfinger werden auf das Zentrum zwischen den Augenbrauen gelegt.

Der rechte Daumen wird zum Verschließen des rechten Nasenloches, der rechte Ringfinger zum Verschließen des linken Nasenloches
verwendet.

Regungslos dasitzend sich etwa fünf Minuten lang auf die normale Atmung konzentrieren.

- Rechten Zeige- und Mittelfinger auf das Zentrum zwischen den Augenbrauen legen und mit dem rechten Daumen das rechte Nasenloch verschließen.
- Durch das linke Nasenloch tief einatmen, durch das rechte Nasenloch lange ausatmen. Das ist eine Runde.
  Insgesamt 20 Runden.
- Nach 20 Runden die Hand auf das Knie zurücklegen und sich kurze Zeit auf den normalen Atem konzentrieren.
- Den rechten Zeige- und Mittelfinger wieder auf das Zentrum zwischen den Augenbrauen legen und mit dem rechten Ringfinger das linke Nasenloch verschließen.
- Durch das rechte Nasenloch einatmen, durch das linke Nasenloch ausatmen.
- Nach 20 Runden die Hand wieder auf das Knie legen und sich auf den normalen Atem konzentrieren.

Am Ende der Übung dreimal OM singen.

3. Stufe

Durch die vorangegangenen Übungen wirst du erkannt haben, wie weit du in deiner physischen Kondition, deinem Gefühl für die Entspannung der Glieder deines Körpers und der Elastizität deiner Wirbelsäule gekommen bist.

Du hast gelernt, wie die Übungen ausgeführt werden sollen: langsame Bewegungen, innehalten und jede, auch die einfachste Übung, mit voller Konzentration ausführen.

Du beginnst nun auf dem Pfad des Yoga voranzukommen, neue Aufgaben wollen nun erfüllt werden.

Mehr denn je ist auf genaue Konzentration bei allen Übungen zu achten, sollen doch neben der Erlangung guter Gesundheit die im Organismus schlafenden Kräfte, die für deine Zukunft von größter Bedeutung sind, geweckt werden. Um das zu erlangen, benötigst du Ausgeglichenheit, eine gute Konzentrationsfähigkeit und ein intaktes Drüsensystem.

All das kann durch die folgenden Übungen erreicht werden.

Asanas

VYAGHRASAN (Tiger)

Grundstellung: Vajrasan (auf den Fersen sitzen, der Rücken ist gerade, die Hände ruhen auf den Knien).
- EINATMEND die Arme nach vorn strecken (Handflächen sind nach unten gerichtet) und den Kniestand einnehmen.
- AUSATMEND die Hände auf den Boden stellen (wie bei Marjari), das rechte Bein nach vorn bewegen und den Kopf zum rechten Knie beugen. Die Nase berührt das Knie.
- EINATMEND das rechte Knie nach hinten hochstrecken, den Kopf heben, hinaufblicken.
- Im ATEMRHYTHMUS das »Nach-vorn-Strecken« und »Nach-hinten-Hochstrecken« 3mal wiederholen.
- EINATMEND Kniestand einnehmen.
- AUSATMEND Grundstellung einnehmen (= Fersensitz).
Die Übung mit dem linken Bein ausführen.
Gesamte Übung 3mal wiederholen.
Entspannung.

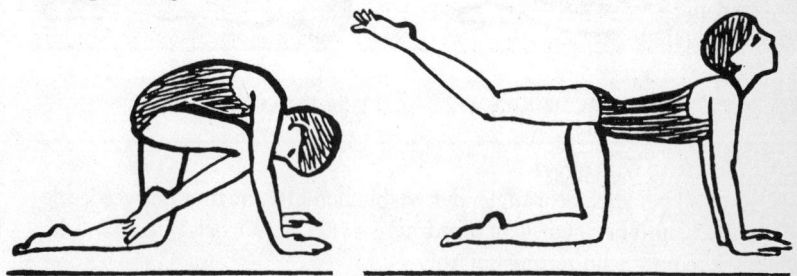

Besondere Wirkungen:
Stärkt das Rückgrat und die Bauchmuskulatur. Diese Übung ist für Frauen nach der Entbindung sehr zu empfehlen.

KANDHARASAN (Schulterpose)

Grundstellung: ausgestreckt auf dem Rücken liegen, Hände neben den Körper legen.

– Beine beugen und an den Körper heranziehen. Die Füße bleiben am Boden und sind ca. 50 cm voneinander entfernt, die Fersen berühren das Gesäß. Die Knöchel werden mit den Händen festgehalten.
– EINATMEN
– ATEM ANHALTEND das Gesäß und den Rücken hochheben. Das Körpergewicht ruht auf dem Kopf, den Schultern und Füßen.
  In dieser Position so lange verharren, wie der Atem angehalten werden kann.
– AUSATMEND in die Grundstellung zurückkehren.

Die Übung 5mal wiederholen.

Entspannung.

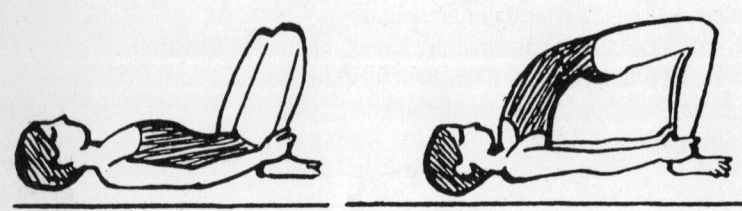

Besondere Wirkungen:
Sinnvoll bei allen Störungen der weiblichen Organe und für werdende Mütter; hilft bei niedrigem Blutdruck; stärkt die Wirbelsäule, sowie die Bauch- und Schultermuskulatur.

VIPARIT KARNI MUDRA (Ellbogenstand)

Grundstellung: ausgestreckt am Rücken liegen, Hände neben den Körper legen.

- EINATMEND langsam die Beine und das Becken vom Boden heben. Das Becken wird von den Ellbogen gestützt, die Ellbogen bleiben am Boden.
- NORMAL ATMEND so lange in dieser Position verharren, wie es ohne Anstrengung möglich ist.
- AUSATMEND das Gesäß auf den Boden bringen, Hände neben den Körper legen und die Beine langsam senken.

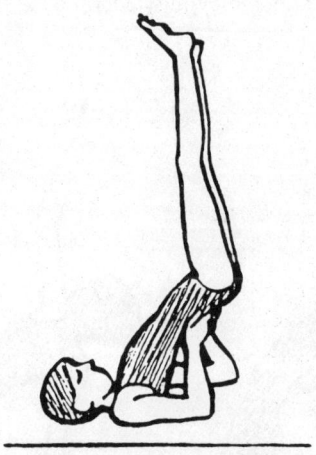

Besondere Wirkungen:
Diese Übung regelt die Drüsentätigkeit, verbessert die Anpassungsfähigkeit des Organismus auf Streß und hat eine belebende Wirkung auf den ganzen Körper.

Außerdem ist sie für die Wirbelsäule sehr gut.

USHTRASAN (Kamel)

Grundstellung: den Fersensitz einnehmen. Die Hände ruhen auf den Knien. Der Oberkörper ist aufrecht, aber entspannt.

Variation a)
- EINATMEND den Kniestand einnehmen und die Arme vor dem Körper ausstrecken.
- AUSATMEND die rechte Hand auf die rechte Ferse legen, gleichzeitig den linken Arm hochheben. Der Blick ist auf die linke Hand gerichtet.
- NORMAL ATMEND ca. 1 Minute bewegungslos in dieser Position verharren.
- In die Grundstellung zurückkehren.
Die Übung auf der anderen Seite wiederholen.

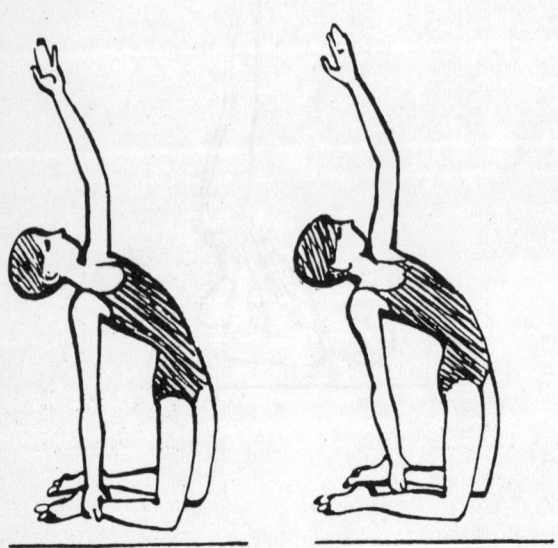

Variation b)
Grundstellung: wie vorher.
- EINATMEND den Kniestand einnehmen und die Arme vor dem Körper ausstrecken.
- AUSATMEND die rechte Hand auf die linke Ferse legen; den linken Arm hochheben. Der Blick ist auf die linke Hand gerichtet.
- NORMAL ATMEND ca. 1 Minute in dieser Position verharren.
- In die Grundstellung zurückkehren.
Die Übung auf der anderen Seite wiederholen.

Variation c)
- EINATMEND den Kniestand einnehmen und die Arme vor dem Körper ausstrecken.
- AUSATMEND beide Hände auf die Fersen legen, so weit wie möglich zurückbeugen. Versuchen, mit dem Kopf den Boden zu erreichen; die Hände bleiben auf den Fersen. Die Ellbogen sollen den Boden nicht berühren. Vorsichtig und ohne Überanstrengung üben.
- NORMAL ATMEND ca. 1 Minute verharren.
- In die Grundstellung zurückkehren.

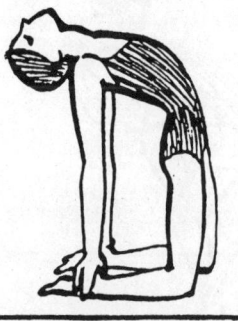 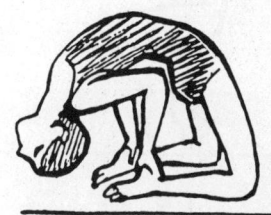

Besondere Wirkungen:
Regt die Verdauung an; durchblutet die weiblichen Organe und kann auch während der Menstruation geübt werden. In der Schwangerschaft soll man in den ersten Monaten nur Variation a) und b) üben.
Achtung! Bei Leistenbruch oder nach Magen- bzw. Bauchoperationen darf diese Übung nicht gemacht werden.

GARUDASAN (Adler)

Grundstellung: mit geschlossenen Beinen aufrecht stehen, die Arme befinden sich seitlich am Körper.
– Mit offenen Augen eine Zeitlang auf einen Punkt konzentrieren.
– Den linken Arm um den rechten Arm wickeln, die Handflächen aneinanderlegen und gleichzeitig das rechte Bein um das linke Bein wickeln.
– Langsam in die Hocke gehen, bis der linke Ellbogen das rechte Knie berührt.
– Eine Zeitlang NORMAL ATMEND in der Stellung verharren, den Rücken möglichst gerade halten.
– In die Grundstellung zurückkehren.
– Die Übung auf der anderen Seite wiederholen.
Die gesamte Übung 3mal wiederholen.

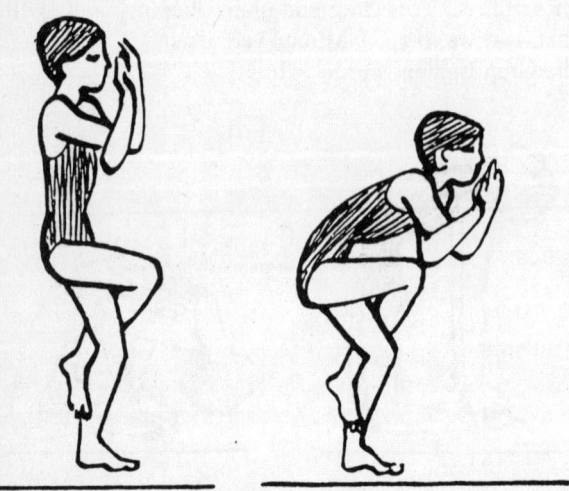

Besondere Wirkungen:
Diese Übung erhöht die Konzentrationsfähigkeit. Sie ist für die Muskeln des ganzen Körpers sehr gut. Bei Prostataleiden ist diese Übung sehr zu empfehlen, sie eignet sich besonders für die männlichen Organe.

VIRASAN (Held)

Grundstellung: den Fersensitz einnehmen. Die Hände ruhen auf den Oberschenkeln.

– Den linken Fuß aufstellen, das Gewicht des Körpers lastet auf den Zehenspitzen des rechten Fußes. Der linke Ellbogen ist auf das rechte Knie gestützt, das Kinn ruht auf der linken Handfläche. Die Konzentration auf einen Punkt fixieren.
– NORMAL ATMEND einige Zeit in dieser Position verharren.
– Die Übung auf der anderen Seite durchführen.
Die ganze Übung dreimal wiederholen.

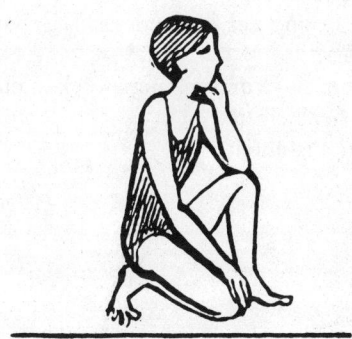

Besondere Wirkungen:
Diese Übung erhöht die Konzentrationsfähigkeit und ist gut gegen Plattfüße. Sie hat eine stark beruhigende Wirkung und macht frei von Angst.

TRIKONASAN (Triangel)

Grundstellung: für alle Variationen mit leicht gegrätschten Beinen stehen. Rücken, Kopf und Nacken sind in einer Linie.

Variation a)
- EINATMEN
- AUSATMEND nach rechts beugen. Die linke Hand rutscht am rechten Bein entlang, bis die Hand den Fußknöchel berührt. Gleichzeitig wird die linke Hand auf der linken Seite hochgezogen, bis die Handfläche die Achselhöhle erreicht. Der Blick ist auf den linken Ellbogen gerichtet.
  In dieser Position kurz verharren.
- EINATMEND hochkommen.
- AUSATMEND die Übung auf der anderen Seite wiederholen. Dies ergibt eine Runde.
- Nach jeder Runde in die Grundstellung zurückkommen und NORMAL ATMEND kurz stehenbleiben.

Jede Variation 3mal ausführen.

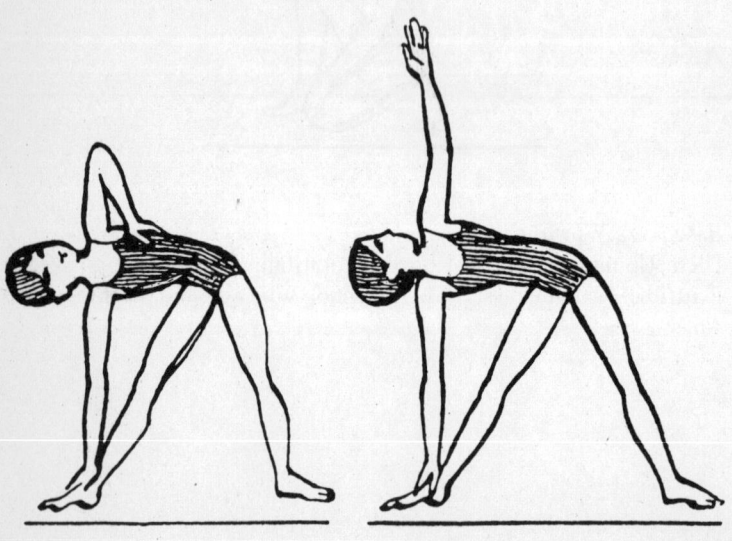

Variation b)
– EINATMEND die Arme seitlich bis in Schulterhöhe hochheben.
– AUSATMEND nach rechts beugen, bis die rechte Hand den rechten
  Knöchel berührt.
  Der linke Arm wird senkrecht hochgehoben, der Blick ist auf die
  linke Hand gerichtet.
  In dieser Position kurz verharren.
– EINATMEND langsam aufrichten.
– AUSATMEND die Arme senken.
– Die Übung auf der anderen Seite wiederholen.

Variation c)
– EINATMEND die Arme seitlich bis in Schulterhöhe hochheben.
– AUSATMEND nach rechts beugen, bis die Hand den Knöchel berührt.
  Der linke Arm wird gestreckt über den Kopf geführt, bis der
  Oberarm das Ohr berührt. In dieser Position kurz verharren.
– EINATMEND langsam aufrichten.
– AUSATMEND die Arme senken.
– Die Übung auf der anderen Seite durchführen.

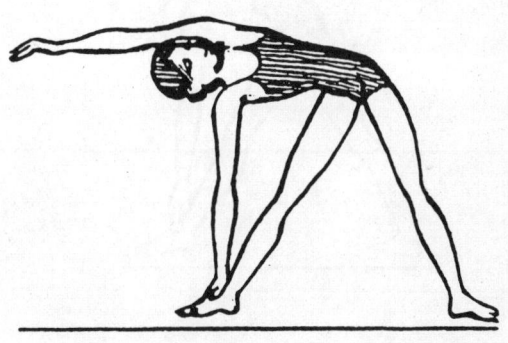

Variation d)

– EINATMEND die Arme seitlich bis in Schulterhöhe hochheben.
– AUSATMEND den Oberkörper aus dem Rumpf nach rechts drehen und nach vorn beugen. Die linke Hand berührt den rechten Knöchel. Der rechte Arm wird hochgehoben. Der Blick ist auf die rechte Hand gerichtet. Die Knie bleiben gestreckt. In dieser Position kurz verharren.
– EINATMEND langsam hochkommen.
– AUSATMEND Arme senken.
– Die Übung auf der anderen Seite durchführen.

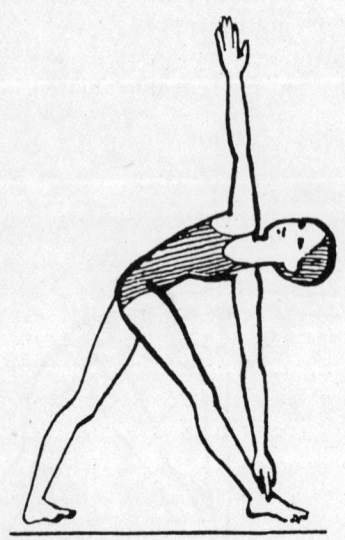

Variation e)
- EINATMEND die Arme auf den Rücken legen, die linke Hand umfaßt das rechte Handgelenk.
- AUSATMEND das rechte Knie beugen, den Oberkörper nach vorn beugen, bis die Nasenspitze das Knie erreicht. Das linke Bein bleibt gestreckt.
In dieser Position kurz verharren.
- EINATMEND langsam aufrichten.
- AUSATMEND die Hände lösen.
- Die Übung auf der anderen Seite ausführen.

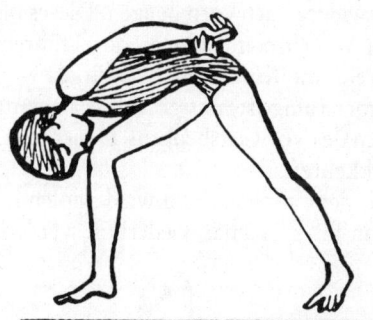

Besondere Wirkungen:
Regt das Nervensystem auf sanfte Weise an.
    Bei Verstopfung soll diese Übung, nachdem man 1–2 Tassen leicht gesalzenes lauwarmes Wasser getrunken hat, ausgeführt werden.
    Sie streckt die Rücken- und Oberschenkelmuskeln und die Knie-sehnen, sowie die Seitenmuskeln.
Die Übung soll langsam und konzentriert ausgeführt werden.

EK PAD UTTANASAN (Storch)

Grundstellung: aufrecht mit geschlossenen Beinen stehen, der Körper ist entspannt. Normal und locker atmen.

– Mit Konzentration den rechten Fuß auf den linken Oberschenkel legen, den Blick auf einen Punkt in einiger Entfernung fixieren.
  Die Arme seitwärts langsam hochheben, zuerst bis in Schulterhöhe, danach über den Kopf.
  Die Arme langsam wieder senken, vor die Brust bringen und die Handflächen wie zum Gebet zusammenlegen und dabei leicht nach vorn beugen.

– NORMAL ATMEN und weiter nach vorn beugen, einen Augenblick verharren und wieder nach vorn beugen. Dieses Nach-vorn-Beugen und Verharren in mehreren Etappen durchführen.
  Diese Übung zeigt die Konzentrationsstärke.
  Wenn der Körper ruhig ist, mit geschlossenen Augen üben.

– Nach 4 Etappen des Vorwärtsbeugens aufrichten und in die Grundstellung zurückkehren.
  Die Übung mit dem anderen Bein wiederholen.

Diese Übung kann bis zu 10mal wiederholt werden.

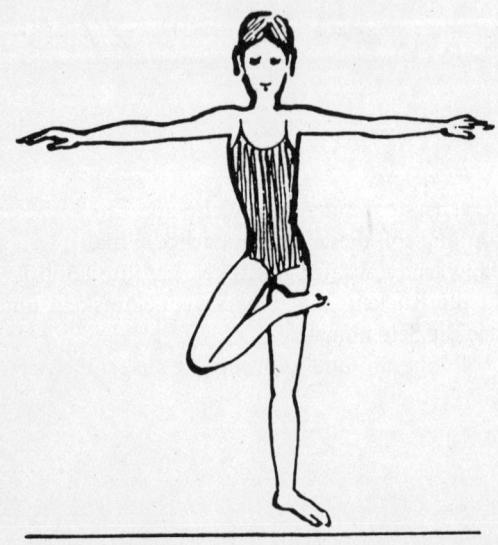

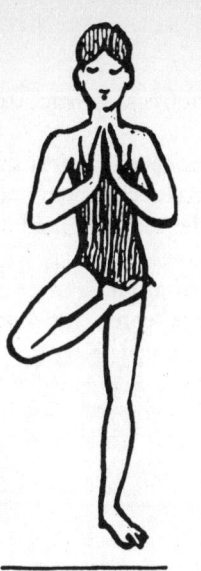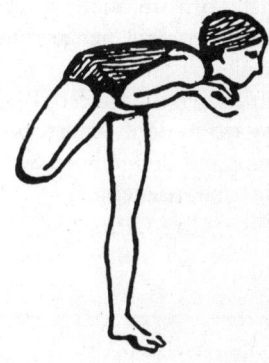

Besondere Wirkungen:
Diese Übung ist ausgezeichnet bei Muskelschwund; sie verbessert die Konzentrationsfähigkeit und wirkt ausgleichend auf das Nervensystem.

Außerdem ist sie gut für die Oberschenkel-, Waden- und Rückenmuskulatur.

HANSASAN (Schwan)

Grundstellung: mit geschlossenen Beinen aufrecht stehen, Arme befinden sich seitlich am Körper.

- EINATMEND den Oberkörper nach vorn beugen, dabei den linken Arm nach vorn strecken. Gleichzeitig das rechte Bein nach hinten hochheben, das Knie beugen und mit der rechten Hand die Zehen festhalten.
- ATEM ANHALTEND in dieser Position verharren.
- AUSATMEND in die Grundstellung zurückkehren.
- Die Übung auf der anderen Seite wiederholen.

Die Übung 3mal wiederholen.

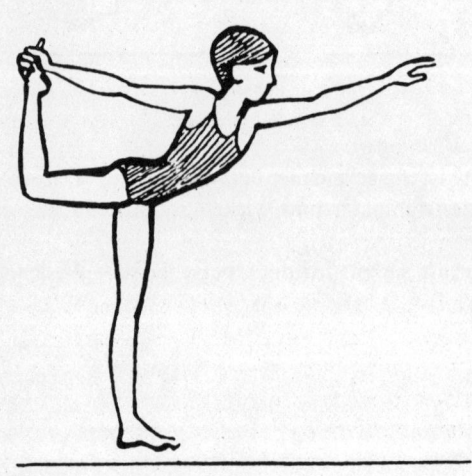

Besondere Wirkungen:
Diese Übung wirkt ausgleichend auf das Nervensystem, erhöht die Konzentrationsfähigkeit und ist gut für das Rückgrat und die Hüftgelenke.

SURYA NAMASKAR (Sonnengebet)

Grundstellung:

1 Mit geschlossenen Füßen aufrecht stehen, Handflächen vor der Brust aufeinandergelegt.

2 Tief EINATMEND beide Arme über den Kopf heben, Arme sind in Schulterbreite voneinander entfernt, der Kopf leicht zurückgestreckt.

3 AUSATMEND vorwärtsbeugen, bis die Finger oder Handflächen neben den Füßen den Boden berühren (oder so weit wie möglich); die Stirn berührt die Knie, die Beine bleiben gestreckt.

4 EINATMEND linkes Bein mit einem großen Schritt zurückstellen, rechtes Knie abbiegen; das Knie berührt die Brust, der Fuß bleibt zwischen beiden Händen, die Fußsohle bleibt flach am Boden. Das Gewicht des Körpers liegt auf den beiden Händen, dem rechten Fuß, dem linken Knie und den Zehen des linken Fußes.
Den Kopf zurücklegen, aufwärts schauen.

5 AUSATMEND den rechten Fuß neben den linken stellen, den Rumpf hochheben, der Kopf ist zwischen den Armen, der Blick auf den Nabel gerichtet, die Knie gestreckt, die Fersen berühren den Boden, das Gewicht des Körpers ist gleichmäßig auf Hände und Füße verteilt.
Der Körper sieht wie ein Hügel aus.

6 ATEM ANHALTEND den Körper senken, so daß nur Zehen, Knie, Brust, Hände und Kinn den Boden berühren.

7 EINATMEND den Oberkörper zurückbeugen wie in Bhujangasan, Arme strecken, Kopf zurückbeugen, aufwärts schauen.

8 AUSATMEND zu Stellung 5 zurückkommen.

9 EINATMEND zu Stellung 4 zurückkommen.

10 AUSATMEND zu Stellung 3 zurückkommen.

11 EINATMEND zu Stellung 2 zurückkommen.

12 AUSATMEND zu Stellung 1 zurückkommen.

Von der Stellung 1 an die Übung wiederholen, jedoch nun das rechte Bein bei der Stellung 4 zurückstellen.

Den gesamten Übungsablauf 3–12mal wiederholen.

ANAHAT

VISHUDDHI

MANIPUR

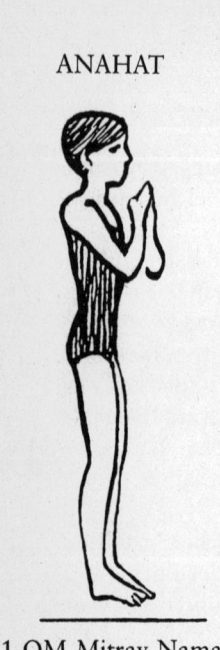
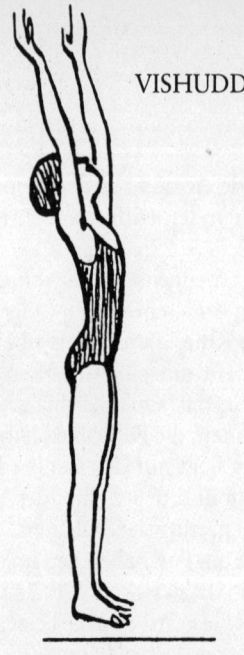
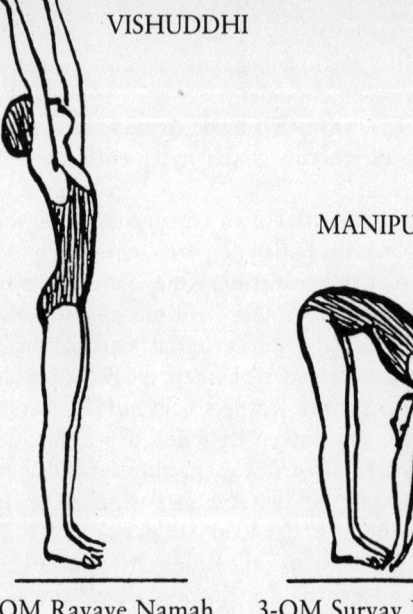

1-OM Mitray Namah   2-OM Ravaye Namah   3-OM Survay Namah

ANAHAT

SAHASRAR

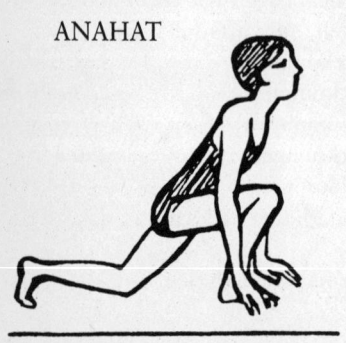
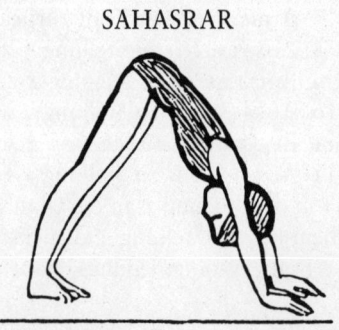

4-OM Bhanave Namah   5-OM Khagay Namah

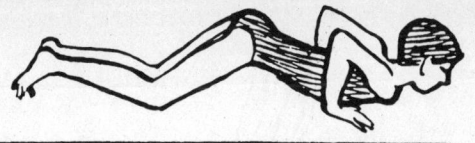

6-OM Pushne Namah.   Konzentration
                       auf den ganzen Körper

SVADHISTHAN

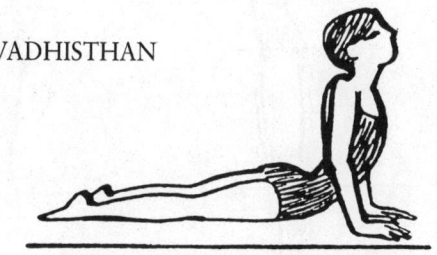

7-OM Hirany Garbhay Namah

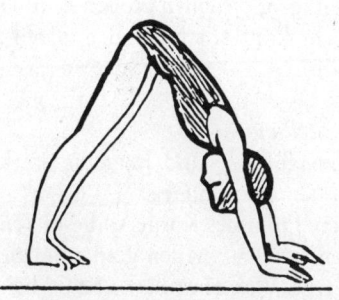

8-OM Marichaye Namah

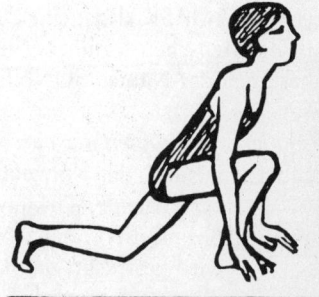

9-OM Savitre Namah

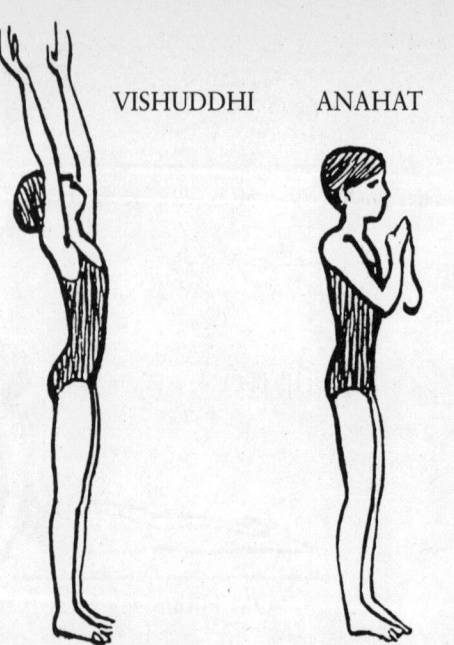

VISHUDDHI   ANAHAT

MANIPUR

10-OM Arkay Namah   11-OM Adityay Namah   12-OM Bhaskaray
Namah

Besondere Wirkungen:
Körper-Fitneß, Nervenausgeglichenheit, Blutzirkulation, Konzentration und die spirituelle Entwicklung werden gefördert.

SURYA NAMASKAR ist eine der Übungen, die einen großen Einfluß auf den Menschen ausüben. Sie macht kräftig, strahlend und rein; daher auch der Name »SONNENGEBET«.

Besondere Wirkungen der einzelnen Stellungen:
1 und 12: Fördert die Konzentrationsfähigkeit und hat eine stark beruhigende Wirkung auf Nerven und Geist.
2 und 11: Beeinflußt die ganze vordere Front des Körpers; dieser Teil wird gestreckt, die Rückenmuskeln werden gespannt, die Blutzirkulation wird angeregt. Viele chronische Krankheiten des Halses werden geheilt.

3 und 10: Die Rückenmuskeln und die hinteren Beinmuskeln werden gestreckt, positiver Effekt auf das Solar-System; das Verdauungssystem wird aktiviert, das Blut fließt verstärkt in Gesicht und Kopf; vorteilhaft für Augen, Ohren und Gedächtnis.

4 und 9: Durch den Druck des Oberschenkels auf das Verdauungssystem werden Magenbeschwerden beseitigt; Beinmuskeln, sowie die Wirbelsäule werden gestärkt.

5 und 8: Muskeln der Arme und der Schultern werden gestärkt; die Steifheit des Rückens wird behoben.

6: Durch die Tatsache, daß einzelne Teile des Körpers auf dem Boden ruhen, gibt diese Position dem Körper während der Übungsfolge eine Art Entspannung und ermöglicht eine gleichmäßige Blutzirkulation durch den ganzen Körper. Die Parallelmuskeln der Wirbelsäule werden gestärkt. Gut gegen Rundrücken.

7: Stärkt Arme, Schultern und Brustmuskeln, entfernt Magenbeschwerden. Hat großen Effekt auf den Solar-Plexus.

Achtung! Wer an hohem Blutdruck oder Schwindel leidet, darf diese Übung nicht durchführen.

ANANDASAN (Vollkommene Entspannung)

- Auf dem Rücken liegen; die Hände liegen neben dem Körper, die Handflächen sind nach oben gerichtet, die Füße sind etwas auseinander, die Augen geschlossen.
- Der Körper ist vollkommen entspannt.
  Keinerlei Konzentration.
- Entspanne deine Muskeln, deine Nerven und den Atemvorgang. Fühle in dieser Stellung, wie frisches Blut in deinem ganzen Körper kreist.

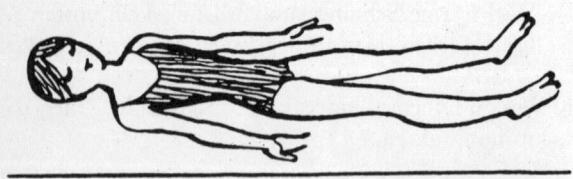

Besondere Wirkungen:
Diese Stellung gibt Körper und Geist vollkommene Entspannung und ermöglicht eine gleichmäßige Blutzirkulation durch den ganzen Körper.
Achtung! Nie plötzlich aus dieser Stellung aufstehen!
  Bewege zuerst Finger, Zehen, Arme und Beine, rolle den Körper nach links und nach rechts und setze dich erst jetzt langsam auf.

Bhakti – Meditation

Versuche ganz bequem, entspannt und gerade zu sitzen. Lege deine Hände in der *CHIN MUDRA-Haltung** auf die Oberschenkel, lege deine gefalteten Hände in den Schoß.

Atme tief und singe dreimal OM.

Während du singst, spürst du, wie die Schwingung des OM-Klanges vom Nabel bis zum Scheitel, dem Sahasrar, hochsteigt. In der Form des Lichtes durchfließt die OM-Vibration deinen ganzen Körper; deine Gefühle dehnen sich immer weiter in den Kosmos aus. Das Mantra OM bildet einen Schutzmantel um dich, der alle negativen Qualitäten und Wirkungen von außen abhält und dein Selbst mit dem Höchsten Selbst vereinigt.

Entspanne dich. Du spürst deinen Körper und fühlst seine Bewegungslosigkeit. Werde dir deines Daseins körperlich, geistig und seelisch bewußt. Versuche ohne Ablenkung einfach »da zu sein«.

Gehe nun tief in dein inneres Selbst, spüre und fühle es. Beobachte dein inneres Selbst und deine Umgebung voll Liebe und Bhakti.

Die Eigenschaften von Bhakti sind Mitgefühl, Verzeihung, Verständnis, Liebe und Hingabe an Gott. Sei dir dieser Eigenschaften deines Herzens bewußt; Gott möge sie in dir immer stärker werden lassen. Spüre dein Herz und Gottes Anwesenheit in dir und außerhalb von dir.

---

* In der Chin-Mudra-Haltung werden die Hände mit nach oben gerichteten Handflächen auf die Oberschenkel gelegt. Daumen und Zeigefinger berühren einander und bilden einen Ring, die anderen drei Finger werden ausgestreckt. Der Daumen symbolisiert das kosmische Selbst und der Zeigefinger das Individuum. Die Berührung beider Finger stellt das Ziel des Yogi dar: die Verbindung von individuellem und kosmischem Selbst.

Die anderen drei Finger symbolisieren die drei Gunas (Qualitäten):

Sattva – Reinheit

Rajas – Aggression

Tamas – Trägheit

Diese Mudra bedeutet also in ihrer Gesamtheit, daß der Yogi sich von den drei Gunas fernhält und sie überwindet, indem er sich mit dem höchsten, kosmischen Selbst verbindet, das über allen Qualitäten und Eigenschaften steht.

Göttliche Energie durchfließt in Form von Prana oder Luft deinen Körper. Fühle diese feine Berührung des Prana auf deiner Haut und in deinem Herzen; erkenne Verzeihung, Mitgefühl, Liebe, Verständnis und Hingabe als die fünf Eigenschaften deines Herzens und laß deine positiven Gefühle zu allen Lebewesen strömen. Empfinde Liebe für Pflanzen, Tiere und Menschen – für alle Lebewesen. Deine positiven und schönen Gedanken fliegen in den Kosmos. Bedenke, daß jeder Gedanke seine Bedeutung hat und sich einmal erfüllen wird. Verweile mit deinen Gefühlen in deinem Herzen.

Schalte für eine Weile deinen Intellekt aus und lege dein Leben in Gottes Hände. Sage zu dir selbst:

»Gott, ich habe alles getan, was ich nur tun kann. Ich gebe nun mein Leben in Deine Hände. Ich opfere Dir alle meine Taten, die guten wie die schlechten. Bitte nimm sie an und lenke mein Leben weiter. Meine Gedanken, mein Körper und mein Geist mögen sich in Harmonie vereinigen. Möge mein Selbst, der göttliche Teil in mir, eines Tages Vollkommenheit in Dir finden.«

Laß in diesem Sinn deine tiefsten Gefühle aus deinem Herzen fließen.

Pranayama

NADI SODHAN (3. Stufe)

Die verschiedenen Positionen des Pranayama sind dir bekannt.
Wähle die von dir bevorzugte Position.
Der Körper ist bedeckt, bewegungslos und entspannt.
Die Augen sind und bleiben während der ganzen Übung geschlossen.
Konzentriere dich auf die auf- und niedersteigenden Atembewegungen.
   Diese Art von Konzentration sollte wenigstens fünf Minuten vor
Beginn der Atemübung erfolgen.
   Richte nun deine Aufmerksamkeit auf beide Nasenlöcher.
Zeige- und Mittelfinger befinden sich im Augenbrauen-Zentrum, der
rechte Daumen wird zum Verschluß des rechten Nasenloches, der
Ringfinger zum Verschluß des linken Nasenloches verwendet.

- Verschließe das *rechte Nasenloch* mit dem rechten Daumen und
  atme langsam und tief durch das *linke Nasenloch* ein.
- Verschließe dann das *linke Nasenloch* mit dem rechten Ringfinger
  und atme (ohne den Atem anzuhalten) lange durch das *rechte
  Nasenloch* aus.
- *Einatmen* wieder durch das *rechte Nasenloch*.
- *Ausatmen* durch das *linke Nasenloch*.

Das ist eine Runde. Nach 10 Runden lege deine Hand wieder auf das
Knie und konzentriere dich kurze Zeit auf den normalen Atem.

- Zeige- und Mittelfinger wieder auf das Zentrum zwischen den
  beiden Augenbrauen legen und mit dem Ringfinger das *linke
  Nasenloch* verschließen. Beginne nun durch das *rechte Nasenloch
  einzuatmen,*
- *Ausatmen* durch das *linke Nasenloch* (der Daumen verschließt das
  rechte Nasenloch),
- *Einatmen* durch das *linke Nasenloch,*
- *Ausatmen* durch das *rechte Nasenloch.*

Nach 10 Runden lege deine Hand wieder auf das Knie und konzentriere dich auf den normalen Atem und auf das Schlagen deines Herzens.

Nach fünf Minuten singe dreimal OM und das Friedensmantra.

Überlaß all deine Gefühle und Gedanken Gott – Gott in der Form, in der du an Ihn glaubst. Sende deine Gefühle und Gedanken nicht in den leeren Raum, sondern übermittle sie deiner persönlichen Gottheit. Gott ist eins, er kommt aber in der Form zu dir, in der du an Ihn glaubst und zu Ihm betest.

Verweile in deinem inneren Tempel und spüre deinen persönlichen Gott in deinem Herzen. Sprich mit Ihm und errichte Ihm in deinem inneren Tempel einen wunderschönen Altar, auf den du das Bild oder Symbol deiner Gottheit stellst. Schmücke ihn mit Blumen und zünde eine Kerze an.

Sieh dir selbst dabei zu, wie du diese Tätigkeiten verrichtest. Du erkennst den Altar und deinen physischen Körper. Bereite deinen Altar mit Liebe, tiefen Gefühlen und großer Bhakti. Entzünde auf deinem kleinen, schönen Altar ein Räucherstäbchen und lege das Schönste, was du zu geben hast, als deine Opfergabe darauf. Dies bereitet dir eine große und tiefe Freude.

Nun stehst du mit gefalteten Händen vor deinem Altar, in Gebetshaltung oder PRATHNA-MUDRA[1]. Du sprichst deinen Wunsch aus und betest für alle Lebewesen.

Wir beten Dich an, Dich, Gott unserer Herzen.
Möge Dein glänzendes Licht unsere Herzen erfüllen.
Möge Deine göttliche Seele unseren Weg erleuchten.
Führe uns zu Dir durch Deine Gnade.
Dein heiliger Glanz gebe uns Kraft, die uns bestärkt,
den göttlichen Weg zu gehen.
Mit tiefsten Gefühlen weihe ich mich Dir, oh, Gott –
meinen Körper, Geist, Verstand, meine Gedanken, meine Seele.
All meine Taten mögen in Deiner Heiligkeit
ihre Vollendung finden.

---

1 In der Prathna-Mudra werden beide Hände in der Mitte der Brust gefaltet (Haltung des Gebets). Dies soll aussagen: »Du und ich sind eins im Herzen, oh, Herr.«

Laß meine Gedanken und meine Seele in Dir aufgehen und
laß uns für Harmonie, gegenseitiges Verständnis
und den Frieden beten.
Oh, allmächtiger Meister Bhagwan Sri Deep Narayan
Mahaprabhuji, bitte leite mich auf meinem Yoga-Weg.

Bleibe vor deinem Altar und bete weiter; wiederhole dein fortwährendes Gebet, die Essenz des Gebetes: dein GURU-MANTRA.[2] Meditiere
auf die Unendlichkeit. Dein Tempel dehnt sich nach außen ins Unendli-
che aus. Er erstreckt sich endlos weit, und du siehst alles in seinem
Inneren: Landschaften, Wälder, Wiesen, Blumen, Wolken, Blitze und
klaren blauen Himmel.

---

2 Das Guru-Mantra ist ein Wort, das man persönlich vom Meister erhält und das
  dem, der es in seinen Übungen verwendet, Entspannung, Klarheit und spirituellen
  Fortschritt bringt. Deshalb ist es gemäß der klassischen Yoga-Literatur die
  wichtigste Anleitung für einen Yoga-Schüler und speziell in der Meditation von
  essentieller Bedeutung.

4. Stufe

Nun bist du auf der vierten Stufe deiner Yoga-Übungen angelangt. Von Anfang an haben wir gelernt, die Übungen langsam, mit großer Konzentration und Geduld auszuführen. Sicher hast du die Vorteile dieser Übungsweise bereits an dir gespürt.

Die folgenden Übungen gelten nun schon der Vorbereitung für fortgeschrittene Yoga-Asanas. Gemäß deinen Erfahrungen sollst du nun noch mehr Aufmerksamkeit auf konzentrierte, langsame und exakte Durchführung der Übungen zu legen.

Verweile nun in jeder Position länger als bisher, damit du den Einfluß der Asanas auf deinen Körper und Geist immer deutlicher fühlst.

Wir alle haben in unserem Leben Phasen, wo uns die Ruhelosigkeit von Geist und Körper verunsichert. Wir glauben, keine Fortschritte gemacht zu haben und wollen daher oft gerade die Dinge aufgeben, die uns zu unserem Ziel führen. Doch nur der, der nicht aufgibt und voll Vertrauen weiterarbeitet und weiterübt, wird sein Ziel erreichen.

Asanas

TRIYAK BHUJANGASAN (Schlangendrehung)

Grundstellung: Auf dem Bauch liegend, die Hände neben die Schultern plazieren, die Handflächen nach unten richten; die Beine sind leicht gespreizt, die Zehen aufgestellt.

- EINATMEND den Kopf langsam heben, die Hände gegen den Boden stemmen und den Rumpf aufrichten. Der Unterleib verbleibt bis zum Nabel auf dem Boden. Aufwärtsblicken.
- AUSATMEND langsam Kopf und Rumpf nach rechts drehen und über die rechte Schulter auf die linke Ferse blicken.
- EINATMEND zur Mitte drehen und aufwärtsblicken.
- AUSATMEND langsam zur Ausgangsposition zurückkehren.

Die Übung nach der linken Seite ausführen.

Die gesamte Übung 3–mal wiederholen.

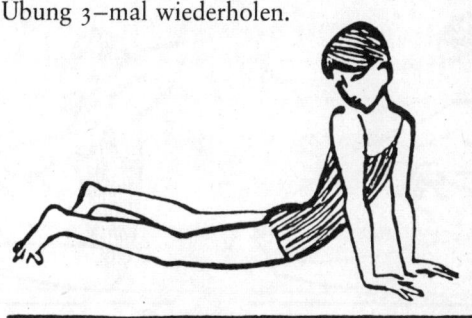

Besondere Wirkungen:
Macht Rückgrat und Rückenmuskeln elastisch; beseitigt Verstopfung; reguliert die Aktivität der Nieren und der weiblichen Organe; beseitigt oder vermindert Leukorrhöe; gut gegen Bandscheibenbeschwerden.
Achtung! Personen, die an Geschwüren der Verdauungsorgane, Leistenbruch oder an Basedow leiden, dürfen diese Übung nicht durchführen!

DHANUR AKARANASAN (Pfeil und Bogen)

Grundstellung: Mit gestreckten Beinen auf dem Boden sitzen.
– Den linken Fuß auf den rechten Oberschenkel legen; mit der rechten
  Hand die linke große Zehe und mit der linken Hand die rechte große
  Zehe halten.
– EINATMEND mit der rechten Hand die linke große Zehe in die
  Richtung des rechten Ohres ziehen, bis die Zehe das Ohr berührt.
  Den Arm vom Oberkörper weghalten!
– Auf einen Punkt konzentrieren.
– AUSATMEND den Fuß wieder zum Oberschenkel zurückführen und
  zur Grundstellung zurückkehren.
Die gesamte Übung nach der anderen Seite ausführen.
  Die Übung 3–5mal wiederholen.

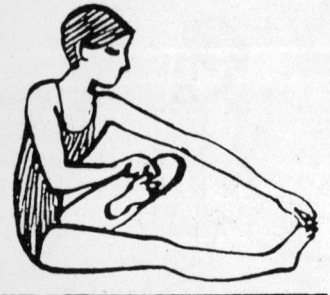 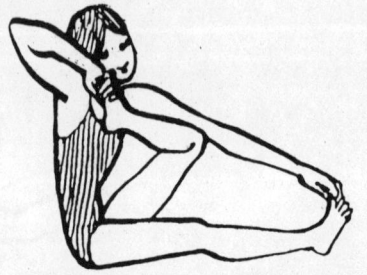

Besondere Wirkungen:
Stärkt schwache Arme; kräftigt Schulter- und Beinmuskeln; beseitigt
Steifheit und Schmerzen in den Schultern; fördert die Gelenkigkeit;
reduziert Fett an Taille und Bauch; hilft gegen Ischias.

Achtung! Nach Knie-Operationen darf diese Übung nicht durchgeführt werden!

GOMUKHASAN (Kuhmaul)

Grundstellung: Mit gestreckten Beinen auf dem Boden sitzen.
– Das linke Bein über dem rechten Oberschenkel abbiegen, die linke Ferse berührt die rechte Gesäßhälfte.
– Das rechte Bein nach links abbiegen, die rechte Ferse berührt die linke Gesäßhälfte.
– Den rechten Arm hochheben und hinter dem Kopf abwinkeln.
– Nun die linke Hand von unten auf den Rücken legen und versuchen, die Finger in Höhe der Schulterblätter zu verschränken.
– Aufwärtsblicken; der Kopf ruht auf dem Ellbogen. Normaler Atem.
– Zur Ausgangsstellung zurückkehren.
Die gesamte Übung zur anderen Seite durchführen.

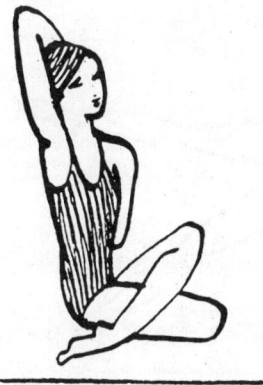 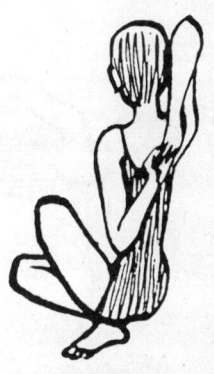

Besondere Wirkungen:
Kräftigt die Handgelenke; löst Schulterverkrampfungen; stärkt die Brust- und Rückenmuskulatur; massiert und regt die Nieren an; aktiviert die Harnblase und das Verdauungssystem; gut für Diabetiker.

Achtung! Wer in den Gelenken der Arme oder Beine einen mechanischen Defekt hat, darf diese Übung nicht durchführen!

KASYAPASAN (ein berühmter Seher)

Grundstellung: Ein Bein auf dem anderen auf der rechten Seite sitzen; die linke Hand ruht auf der linken Hüfte, die rechte stützt sich auf dem Boden auf.
- Langsam den Körper so hoch wie möglich aufrichten; die Balance ist mit der rechten Hand und dem rechten Fuß zu halten.
- EINATMEND die linke Hand auf den Rücken legen, das linke Bein hinaufstrecken; der Kopf und das Bein bilden eine Gerade.
- ATEM ANHALTEN.
- AUSATMEND langsam in die Ausgangsstellung zurückkommen.
Die Übung zur anderen Seite ausführen.
  Die gesamte Übung 1–3mal wiederholen.

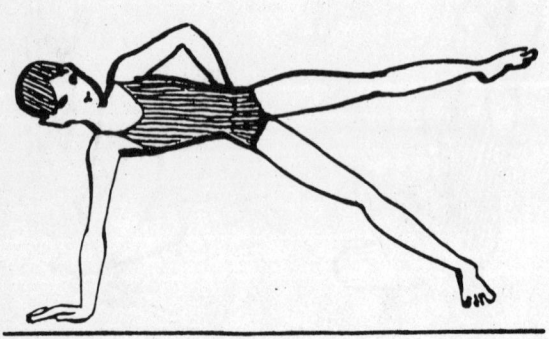

Besondere Wirkungen:
Kräftigt Hände, Arme und Beine; macht die Wirbelsäule elastisch; gibt dem Körper Ausgewogenheit; wirkt ausgleichend auf das Nervensystem.

Achtung! Nach Handgelenks- oder Ellbogen-Operationen soll diese Übung nicht durchgeführt werden!

SANTULANASAN (Gleichgewichtsstellung)

Grundstellung: Mit gebeugten Knien auf dem Boden sitzen, die Fußsohlen stehen auf dem Boden.
- EINATMEND die Finger hinter dem Kopf verschränken.
- ATEM ANHALTEN und leicht zurückbeugend beide Beine gleichzeitig hochheben.
  In dieser Stellung so lange verharren, wie es möglich ist, den Atem anzuhalten.
- AUSATMEND in die Ausgangsposition zurückkehren.
Die Übung 3–4mal wiederholen.

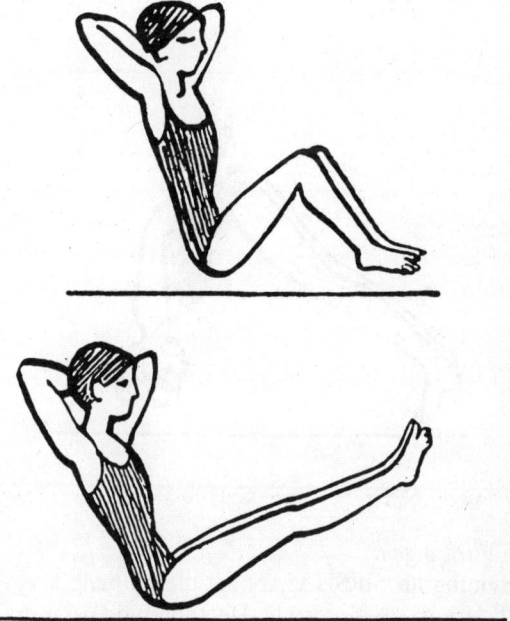

Besondere Wirkungen:
Kräftigt die Bauchmuskulatur; verhilft zu nervlichem Gleichgewicht; fördert den Fluß der Lebensenergie durch Tonisierung des Solar-Plexus.

BHUMI PADA MASTAKASAN (Erdengruß)

Grundstellung: VAJRASAN einnehmen.

– AUSATMEND das Gesäß hochheben, nach vorn beugen, Kopf und Hände auf dem Boden abstützen.
– EINATMEND die Knie strecken und langsam die Hände am Rücken verschränken.
  Die Balance liegt auf dem Scheitel und den Zehen.
– MIT NORMALEM ATEM eine Weile in dieser Position verharren.
– AUSATMEND die Hände und Knie wieder auf den Boden bringen.
– EINATMEND in die Ausgangsposition zurückkommen.
Den gesamten Übungsablauf 2–3mal wiederholen.

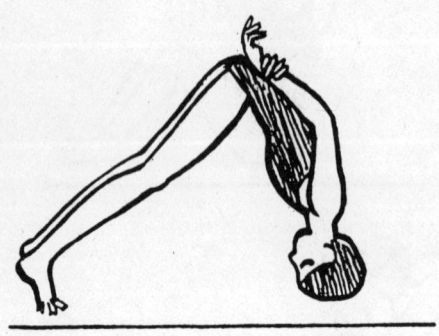

Besondere Wirkungen:
Als Vorbereitung für SIRSHASAN hat diese Übung alle Vorteile der Sirshasan-Position: sie fördert die Durchblutung des Kopfes; gut für die Augen, Ohren und Nackenmuskeln.
Verbessert die Konzentration und das Gedächtnis, beruhigt die Nerven.
Achtung! Wer an Migräne, hohem Blutdruck, Schwindel oder zerebraler Thrombose leidet, darf diese Übung nicht durchführen.

SUPT VAJRASAN (Fersensitz liegend)

Grundstellung: In VAJRASAN sitzen, die Hände liegen auf den Knien.
- NORMALER ATEM
- Die Hände neben das Gesäß auf den Boden legen, langsam nach hinten lehnen, bis die Ellbogen den Boden berühren. Nun den Kopf nach hinten beugen, so daß der Scheitel den Boden berührt.
- Die Arme heben und die Handflächen über der Brust falten. Das Gesäß bleibt zwischen den Fersen am Boden.
- MIT NORMALEM ATEM eine Weile in dieser Stellung verharren.
- Mit Hilfe der Ellbogen wieder in die Ausgangsposition zurückkehren.

Die gesamte Übung 1–3mal wiederholen.

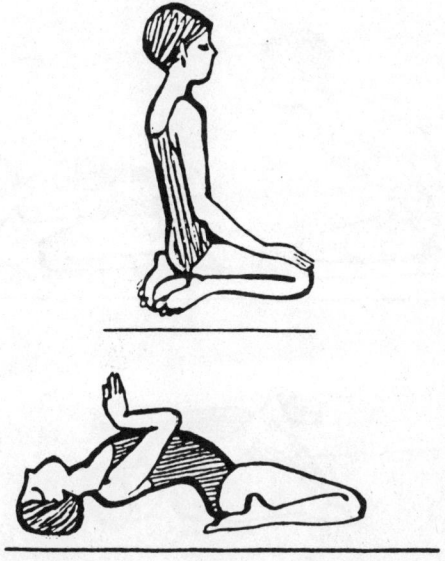

Besondere Wirkungen:
Macht Rückgrat und Hüften gelenkig; reduziert den Fettansatz am Bauch; kräftigt die Lungen; gut gegen Asthma und Bronchitis.
Achtung! Kurz nach Knie-, Bauch- oder Knöcheloperationen und bei Leistenbruch darf diese Übung nicht durchgeführt werden.

YOGA MUDRA (Vorbeugen im Fersensitz)

Grundstellung: VAJRASAN einnehmen, die Hände liegen auf den Knien.

- EINATMEND die Hände hinter den Rücken führen, die rechte Hand umfaßt das linke Handgelenk.
- AUSATMEND nach vorn beugen, bis die Stirn den Boden berührt; das Gesäß ruht auf den Fersen.
- MIT NORMALER ATMUNG auf den ganzen Körper konzentrieren; in dieser Stellung einige Zeit verharren.
- EINATMEND hochkommen, den Kopf hochheben.
- AUSATMEND die Hände auf die Knie legen.

Den Übungsablauf 3mal wiederholen.

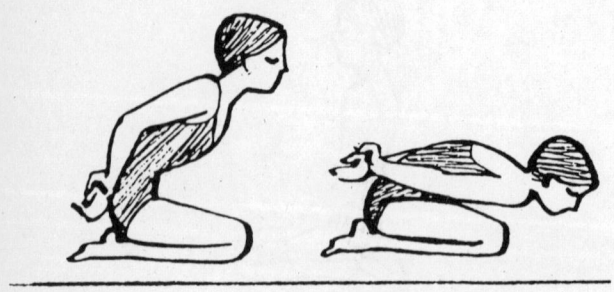

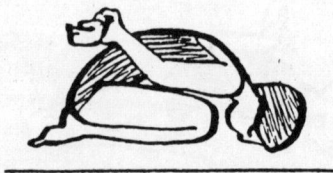

Besondere Wirkungen:
Stärkt die Wirbelsäule und regt den Verdauungstrakt an; fördert die Durchblutung des Kopfes; beruhigt Geist und Nerven.
Achtung! Bei hohem Blutdruck oder Schwindel darf diese Übung nicht durchgeführt werden.

SIRANGUSTHASAN (Seitliche Beuge zu den Zehen)

Grundstellung: Mit gegrätschten Beinen stehen.
– EINATMEND die Hände hinter den Rücken führen, eines der Handgelenke umfassen.
– AUSATMEND das rechte Knie abbiegen und den Oberkörper nach vorn beugen, bis die Nase oder die Stirn die große Zehe berührt. Das linke Knie soll den Boden nicht berühren.
– EINATMEND wieder aufrichten.
– AUSATMEND die Hände neben den Körper bringen.
Die Übung zur linken Seite ausführen.
Den Übungsablauf 3mal wiederholen.

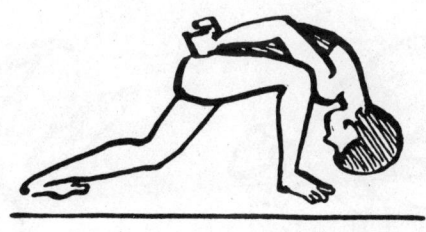

Besondere Wirkungen:
Hält die Wirbelsäule elastisch; stärkt die Nerven der Wirbelsäule; massiert alle Unterleibsorgane; beschleunigt die peristaltischen Kontraktionen der Eingeweide und verbessert so die Verdauung; gut für die Sehnen der Schenkel.

BAKASAN (Rabe)

Grundstellung: In der Hocke auf den Zehen stehen.
- Die Hände vor dem Körper auf dem Boden abstützen.
- Die Ellbogen etwas abbiegen, das Gesäß hochheben und beide Knie auf die Ellbogen stützen.
  Auf einen Punkt konzentrieren.
- Die Füße hochheben, den Körper nur auf beiden Armen balancieren.
- In dieser Stellung so lange wie möglich bewegungslos verbleiben.
- Langsam in die Ausgangsposition zurückkehren.
Die Übung 3–5mal wiederholen.

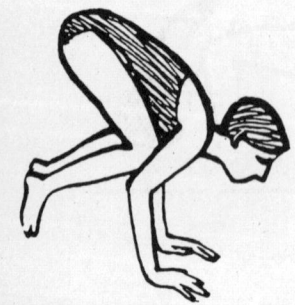 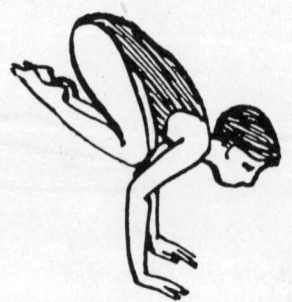

Besondere Wirkungen:
Stärkt die Arm-, Schulter- und Unterleibsmuskeln; stabilisiert die Muskelbewegungen und ist daher besonders für Personen geeignet, deren Hände zittern; verbessert den niedrigen Blutdruck und verhilft zu seelischem Gleichgewicht.
Achtung! Bei hohem Blutdruck und Neigung zu zerebralen Thrombosen nicht üben.

PADANGUSTHASAN (Ein-Bein-Hocke)

Grundstellung: In der Hocke auf den Zehen stehen.
– Auf die rechte Ferse setzen.
– Während der linke Fuß auf das rechte Knie gelegt wird, den Körper
  mit Hilfe der Hände ausbalancieren. Das Knie soll den Boden nicht
  berühren.
  Auf einen Punkt konzentrieren.
– Die Handflächen vor der Brust falten; die Balance des Körpers auf
  den Zehen des rechten Fußes halten.
  Diese Position so lange wie möglich beibehalten.
– Zur Ausgangsstellung zurückkehren.
Die Übung mit dem anderen Fuß wiederholen.

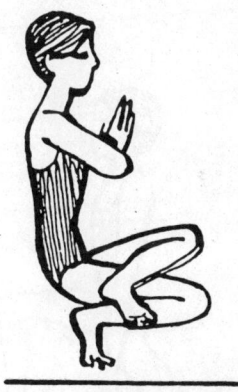

Besondere Wirkungen:
Fördert die Beweglichkeit der Knie- und Fußgelenke; entwickelt den
Gleichgewichtssinn; gut gegen Plattfüße; konserviert die sexuelle
Energie durch den Druck auf die Samenstränge.

ASHVA SANCHALANASAN (Reiterhaltung)

Grundstellung: Mit weit gegrätschten Beinen stehen, der Oberkörper ist aufrecht und entspannt.
- EINATMEN
- AUSATMEND nach links drehen, das linke Knie beugen, bis die Fingerspitzen neben dem rechten Oberschenkel den Boden berühren. Der rechte Fuß liegt flach auf dem Boden, der Rücken ist gerade. Die Balance des Körpers liegt auf dem rechten Unterschenkel und dem linken Fuß.
- BEI NORMALER ATMUNG diese Position so lange wie möglich halten; auf einen Punkt konzentrieren.
- Mit Hilfe der Hände zur Ausgangsposition zurückkehren.
Die Übung zur anderen Seite durchführen.

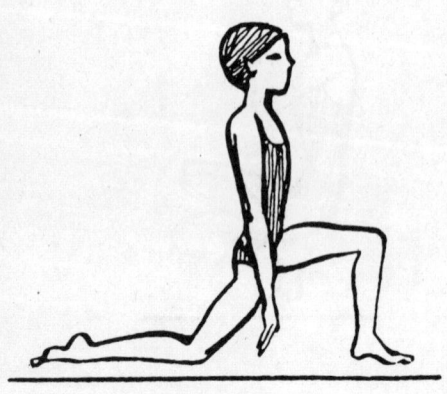

Besondere Wirkungen:
Macht Rückgrat, Rückenmuskeln und Hüftgelenke geschmeidig; gute Übung in der Schwangerschaft (darf aber nur bis zum dritten Monat geübt werden).
Achtung! Kurz nach einer Blinddarmoperation darf diese Übung nicht durchgeführt werden.

VRIKSASAN (Baum)

Grundstellung: VAJRASAN
- EINATMEN
- AUSATMEND nach vorn beugen, die Handflächen und den Kopf auf dem Boden placieren, die Ellbogen sind zum Körper gerichtet.
- Beide Knie auf die Ellbogen bringen, so daß die Balance des Körpers auf dem Kopf und den Händen liegt. Das Gesäß und die Füße so richten, daß der Rücken gerade ist.
- MIT NORMALER ATMUNG eine Weile in dieser Stellung verharren.
- Die Knie langsam ausstrecken, die Zehen sollen zuerst den Boden berühren.
- In die Ausgangsposition zurückkehren.
Den Übungsablauf 2–3mal wiederholen.

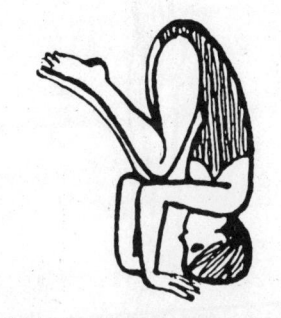

Besondere Wirkungen:
Stärkt die Schulter- und Rückenmuskeln; kräftigt den Nacken und die Handgelenke; fördert die Durchblutung des Kopfes.
Achtung! Die Übung ist für Menschen mit hohem Blutdruck und für Schwangere nicht geeignet.

TADASAN (Palme)

Grundstellung: Aufrecht stehen.
- Die Finger verschränken, die Arme über den Kopf heben, die Handflächen sind nach oben gerichtet. Den ganzen Körper strecken und den Blick nach vorn richten.
- Auf den Zehenspitzen um die Decke herumgehen; der Körper bleibt gestreckt.

Die Übung wiederholen.

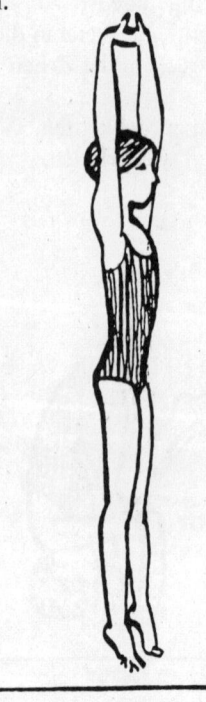

Besondere Wirkungen:
Dient der gleichmäßigen Blutzirkulation im ganzen Körper, wenn davor Beuge-Übungen wie YOGA-MUDRA, VRIKSASAN usw. durchgeführt werden.
Durch das Strecken des Unterleibes wird die Verdauung angeregt; kräftigt die Beinmuskulatur.

SIMHASAN (Löwe)

Grundstellung: VAJRASAN einnehmen, die Knie sind etwas gegrätscht, die Handflächen ruhen auf den Knien, die Arme sind gestreckt.

– EINATMEND (durch die Nase) die Schultern etwas hochheben.
– AUSATMEND (durch den Mund) die Wirbelsäule durchstrecken, nach oben blicken, die Augen aufreißen, den Mund öffnen und die Zunge weit herausstrecken. Einen laut gesummten A-Laut (Löwengebrüll) erzeugen. Die Finger weit spreizen.

Die gesamte Übung ungefähr 10mal wiederholen.

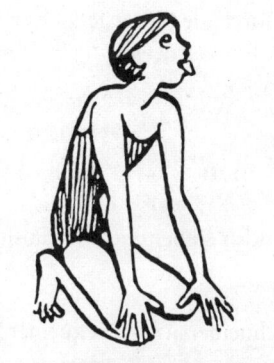

Besondere Wirkungen:
Kräftigt die Gesichts- und Nackenmuskulatur; besonders zu empfehlen für Menschen, die stottern oder Sprechschwierigkeiten haben, da die Zunge reiner wird und die Worte besser artikuliert werden können; vorbeugend gegen Mundsperre; gegen Hals-, Nasen-, Ohren- und Mundkrankheiten; Sängern zu empfehlen.

Pranayama

Wir kommen nun zur letzten Stufe von NADI-SODHAN-PRA-
NAYAMA.

Durch Pranayama können wir unseren Körper und Geist kontrollieren. Um diese Kontrolle zu ermöglichen, muß der ernsthaft Yoga-
Übende die Nervensysteme (Sympathicus, Parasympathicus und das
zentrale Nervensystem) reinigen. Diese Reinigung ist unbedingt er-
forderlich, um die fortgeschrittenen Pranayama-Übungen gefahrlos
durchführen zu können. Da Pranayama für den Übenden wichtiger ist
als die Asanas, soll der Schüler nun noch mehr Aufmerksamkeit als
bisher auf die Pranayama-Übungen richten.

Auch Pflanzen werden das ganze Jahr bewässert, um Blüten und
Früchte zu bekommen.

Die Asanas sind die Pflanzen, ernsthaft betriebene Pranayama-
Übungen die Blüten. Durch die Blüten jedoch erhalten wir die Früchte.

In unserem fünften Teil werdet ihr mehr über die Wichtigkeit des
Prana hören.

Pranayama-Positionen

Dem Pranayama-Übenden stehen mehrere Positionen zur Verfügung:
z. B. PADMASAN
       VAJRASAN
       SUKHASAN (Schneidersitz – »bequemer Sitz«)
       SIDDHASAN

Bei allen für Pranayama geeigneten Stellungen ist zu beachten:
– Der Oberkörper ist gerade und aufrecht.
– Kopf, Nacken und Rücken bilden eine Linie.
– Schultern und Bauchmuskeln sind entspannt.
– Die Hände ruhen auf den Knien, die Handflächen sind nach oben
  gerichtet; der Zeigefinger und der Daumen berühren einander, die
  restlichen drei Finger werden weggestreckt.

- Die Augen sind geschlossen.
- Der ganze Körper bleibt während der gesamten Übung bewegungslos.

NADI-SODHAN-PRANAYAMA wird am besten in SIDDHASAN geübt. Diese Stellung ist leicht einzunehmen.

SIDDHASAN (Sitz der Vollkommenen)

Grundstellung: Mit gestreckten Beinen auf dem Boden sitzen.
- Das linke Knie abbiegen und die linke Ferse nahe zum Perineum bringen. (Perineum liegt zwischen Genitalien und After.)
  Die rechte Ferse so stellen, daß sie die unterste Partie des Unterleibes berührt.
- Die linken Zehen zwischen dem rechten Oberschenkel und der Wade hochziehen.
- Die rechten Zehen zwischen dem linken Oberschenkel und der Wade hinunterziehen.
- Beide Knie berühren den Boden, die Hände ruhen auf den Knien.
  Zeigefinger und Daumen berühren einander, die restlichen Finger sind ausgestreckt. Die Handflächen sind nach oben gerichtet.
  Die Augen sind geschlossen.
Korrigiere deine Position anhand des Bildes.

Anmerkung: Während den Pranayama-Übungen soll der Körper bedeckt sein. Das Bild dient lediglich der Demonstration der richtigen Sitzposition.

NADI SODHAN (4. Stufe)

Siddhasan einnehmen und einige Minuten regungslos verharren. Konzentriere dich auf die normale Atmung.
- Lege den rechten Zeige- und Mittelfinger auf das Augenbrauenzentrum.
  Der rechte Daumen dient zum Schließen des *rechten Nasenloches*, der rechte Ringfinger soll das *linke Nasenloch* verschließen.
- Durch das *linke Nasenloch* 4 Einheiten lang EINATMEN.
- *Beide Nasenlöcher* verschließen und den ATEM 16 Einheiten lang ANHALTEN.
- Durch das *rechte Nasenloch* 8 Einheiten lang AUSATMEN.
- Nach dem Ausatmen den ATEM 16 Einheiten lang ANHALTEN.
- Durch das *rechte Nasenloch* 4 Einheiten lang EINATMEN.
- *Beide Nasenlöcher* verschließen und den ATEM 16 Einheiten lang ANHALTEN.
- Durch das *linke Nasenloch* 8 Einheiten lang AUSATMEN.
Diese Folge entspricht einer Runde.

Die Einatmung, das Anhalten des Atems und die Ausatmung sollen zueinander im Verhältnis 1:4:2 stehen.

Beginne im ersten Übungsmonat mit fünf Runden. Steigere dann gemäß deiner Kapazität die Rundenzahl. Erweitere allmählich auch die Verhältniszahlen wie z. B. 5:20:10, 8:32:16.

Falls du das Verhältnis 4:16:8 nicht fünf Runden lang mühelos durchführen kannst, so beginne mit dem Verhältnis 1:4:2.

Das bedeutet, während des Einatmens eine Einheit, während des Anhaltens vier Einheiten und während des Ausatmens zwei Einheiten zu zählen.

Nach fünf Runden konzentriere dich wieder auf den NORMALEN ATEM. Wiederhole dann die Übung noch weitere fünf Runden, beginne aber mit dem rechten Nasenloch.

Meditation

Setzte dich in Padmasan (Lotussitz) gerade und entspannt auf den Boden. Bewege deinen Körper während der Meditation nicht. Nimm deine Mala (Gebetskette) in die rechte Hand und beginne, dein Mantra zu wiederholen. Die Hände liegen in CHIN MUDRA (Daumen und Zeigefinger berühren einander) auf den Oberschenkeln. Die Handflächen sind nach oben gerichtet oder liegen auf den Oberschenkeln.

Atme nun dreimal tief ein und singe dreimal OM.

Konzentriere dich während des OM-Singens auf den OM-Klang. Spüre die OM-Vibration vom Nabel bis zum Kopf. Vom Kopf durchflutet die Schwingung deinen ganzen Körper. Sie bildet einen Schutzmantel um dich. Fühle diesen Schutzmantel.

Meditation auf Nirguna-Atma

Wird das Göttliche Selbst in einer materiellen Manifestation (Krishna, Jesus, usw.) verehrt, so nennt man dies SARGUNA. Das Göttliche Selbst, das überall gestaltlos vorhanden ist, ist NIRGUNA.

Auch dein Atma[1] ist gestaltlos und Teil des Höchsten Selbst, dessen Natur Glückseligkeit ist. Darum streben alle Lebewesen nach Glückseligkeit und Frieden. Wir Menschen sollen nun das in uns verwirklichen.

Sage zu dir selbst:

»Mein Freund, laß mich eins mit meinem eigenen Selbst sein.«

Keine Konzentration, keine Vorstellungen und keine Visionen. Fühle nur die Gnade Gurudevs[2] und entwickle in dir ein Gefühl von Freiheit und der Glückseligkeit des Atmas.

Laß deinen Intellekt, all deine Gedanken, Gefühle und Imaginationen hinter dir.

---

1 Atma = Selbst, Seele oder individuelles Selbst
2 Gurudev = Meister

Alle Bemühungen sind sinnlos. Gib dein Selbst in Seine Hände – sein Wille ist dein Wille, und seine Gnade ist deine Gnade. Du bist in ihm, und er ist in dir.

Tauche tief in die Unendlichkeit und fühle die Freiheit.

Befreie dich von deinem intellektuellen Wissen, das dich als einziges während deiner Meditation stört. Benütze keine Worte oder Techniken, die du gelesen oder gehört hast.

Richte deine Gefühle und Empfindungen nur dorthin, wo du ganz entspannt, glücklich und zufrieden sein kannst.

Entspannen, tief entspannen!

Laß deine Ellbogen ganz locker, entspanne den Nacken und lockere deine Schultern, so daß du ganz leicht in die Unendlichkeit hineingleiten kannst.

Entspannen, nur entspannen – sei dir aber während der Entspannung deines Selbst bewußt.

Fühle dich nicht allein und verlassen, fühle dich nicht einsam. Du bist nie allein. Jemand begleitet dich auf allen Ebenen, auch auf den höheren.

Fühle die Ausstrahlung deines Mantras und höre seinen Klang. Fühle dich ganz frei.

Stell dir vor, du hältst eine Taube in der Hand und läßt sie frei in die Weite des Himmels. Sage zu der Taube: »Fliege in die Freiheit und sei glücklich.«

Genauso befreie auch du dein inneres Selbst, laß es fliegen, hochsteigen oder sich vereinigen. Unendlichkeit, höchste Wahrheit – das ist die Freiheit.

Keine Imaginationen, keine Konzentration, keine Visionen oder Bemühungen: Du bist von alldem müde, denn den ganzen Tag bist du mit diesen Dingen beschäftigt. Jetzt endlich befreie dich und ruhe dich im Höchsten Selbst aus. Fühle deine Anwesenheit im unendlichen Raum.

Bleibe nur Beobachter, auch wenn ab und zu Gefühle, Gedanken oder Visionen kommen. Das ist klar, aber laß dich nicht ablenken oder stören. Lege eines nach dem anderen ab, so, als würdest du abends nach Hause kommen und dich deiner Kleider entledigen. Du legst zuerst deinen Mantel, dann die Handschuhe, den Pullover, usw. ab. Befreie dich ebenso von Konzentration, Visionen, Imagination und Intellekt. Alles ist künstlich und nicht echt.

Nur wahre Bilder sollen dich begleiten, denn sie sind Symbole, die die Wirklichkeit in sich tragen. Du erlebst deine innere Welt, die auch ihre eigenen Symbole und Farben hat. Betrachte diese aber nur wie ein Reisender, der alles aus dem fahrenden Zug beobachtet.

Entspanne dich und fühle Glückseligkeit.

Plötzlich spürst du Strahlen, die von dir ausgehen und sich mit den Sonnenstrahlen verbinden. Keine Imaginationen, fühle nur tiefe Entspannung.

Fühle dich ganz frei, frei von allen Aufgaben, aller Verantwortung, Eigenschaften und Gefühlen, Intuition und dem Intellekt.

Plötzlich taucht in deinem Herzen ein Gefühl der Glückseligkeit auf. Du erkennst: Liebe ist Gott, und Gott ist Liebe. Das ist der Glückseligkeitszustand in deinem Herzen. Fühle dich ganz frei, rein und klar; allein, aber doch verbunden. Löse dich einfach, löse dich in den Schwingungen, löse dich im Licht, löse dich ganz im Nirguna, im Göttlichen Selbst.

Fühle die Vereinigung mit deinem eigenen Selbst und gehe tief hinein. Dein Bewußtsein dehnt sich in der Unendlichkeit aus. Entspanne dich tief und fühle Gurudev und seine Gnade.

Nun entwickle in dir wieder dein eigenes Selbst, deinen Atma und verspüre Dankbarkeit, daß du so etwas erleben durftest. Durch die Dankbarkeit bist du dir bewußt, daß der Atma ein Teil des Selbst ist.

Fühlst du Glückseligkeit, dann kennst du das Gefühl der Einheit.

Möge Gott, möge Mahaprabhuji* dir die Gnade geben, daß du diese Glückseligkeit im alltäglichen Leben immer verspürst. Möge er durch dich allen helfen, diese Gefühle schrittweise in dieser Welt zu verwirklichen.

Fühle deine Anwesenheit in diesem Raum, dein Dasein – körperlich, geistig und seelisch. Der Raum ist von wunderschöner Kraft erfüllt, von Schwingungen, die von dir ausgehen.

Singe nun dreimal OM und das Mantra:

---

* Mahaprabhuji = Name meines Großmeisters, gemäß dessen Lehre ich Yoga unterrichte.

NAHAM KARATA,
PRABHU DEEP KARATA,
MAHAPRABHU DEEP KARATA HI KEVALAM.
OM, SHANTI, SHANTI, SHANTI.

Ich bin es nicht, der handelt.
Prabhu Deep ist es, der handelt.
Mahaprabhu Deep ist es allein, der handelt.
OM, Friede, Friede, Friede.

Reibe nun deine Handflächen aneinander. Lege sie über die Augen, um
die Augenlider und Gesichtsmuskeln zu wärmen. Falte die Hände und
verbeuge dich in Liebe und Dankbarkeit vor Mahaprabhuji oder
deinem persönlichen Gott. Öffne deine Augen.

5. Stufe

Von nun an ist Yoga für dich nicht mehr nur ein physisches Training, sondern eine Technik, um gewisse innere Spannungen zu kontrollieren und zu überwinden. Das bedeutet die Fähigkeit, inneren Störungen – wie immer man sie nennen will: Konzentrationsschwäche, das Gefühl von Unglücklichsein, Depressionen usw. – gemäß Patanjalis Yoga Citta Vritti Nirodha (kontrollierter Stillstand geistiger Modifikationen) entgegentreten zu können.

Man nimmt an, daß citta (Denksubstanz) ein Produkt von prakriti (Natur) ist. Wenn der Denkvorgang (citta) auf ein Objekt bezogen wird, nimmt er die Form des Objektes an. Das wird citta-vritti genannt, d. i. die nähere Bestimmung von citta, was man ungefähr mit »geistigem Zustand« übersetzen kann. Da die Objekte sehr variieren, variieren die citta-vrittis ebenso und durch die Affinität von citta mit dem purusa oder der Seele findet eine falsche Identifikation der Seele mit den verschiedenen Modifikationen von citta statt.

Ein Ziel von Yoga ist der kontrollierte Stillstand dieser Modifikationen (citta vritti nirodha) und damit zugleich die Befreiung der Seele von den falschen Identifikationen mit den mannigfaltigen Objekten.

Wörtlich bedeutet das, daß das Leben eines Yogi von dem Punkt an beginnt, an dem er in der Lage ist, durch seinen Geist hervorgerufene Störungen bewußt zu kontrollieren, da diese Störungen die großen Hindernisse in der konzentrierten Yoga-Praxis darstellen.

Liebe Freunde, ich schlage nun vor, neben Asanas und Pranayamas eine weitere Stufe in die täglichen Übungen aufzunehmen, und zwar tiefe Konzentration. Diese wird oft als Meditation bezeichnet – meiner Meinung nach bedeutet Meditation jedoch viel mehr als Konzentration. Meditation kann man nicht üben, sie kommt von selbst, so, wie uns der Schlaf plötzlich überfällt, ohne daß wir in der Lage sind, den Zeitpunkt genau zu bestimmen.

Was wir vor der Meditation versuchen, ist Konzentration. Man versteht darunter den Versuch, den Körper, den Geist und die Sinne zu beruhigen und diese dann aufmerksam zu beobachten, um zu verhindern, daß sie später unsere Konzentration stören. Ist die Konzentration nicht stark genug, wird man ruhelos oder schläft ein und in diesem Geisteszustand kann man nicht in die Meditation hineinkommen. Wir versuchen daher, die Ruhelosigkeit oder die Schläfrigkeit des Geistes zu überwinden.

Nach der Übung von Asanas und Pranayamas widme nun bitte deine Zeit anstelle der Entspannung den Konzentrationsübungen gemäß den Techniken, die du in diesem Kapitel vorfindest. Diese Techniken sind für diejenigen bestimmt, die ihre Konzentrationsfähigkeit entwickeln oder das Stadium der Meditation erreichen wollen. In diesem Kapitel sind die ersten Übungsstufen angegeben, weitere Techniken folgen im nächsten Kapitel.

Es spielt keine Rolle, ob du mit mir oder in weiter Entfernung übst; für diese geistige Verbindung gibt es keine Grenzen durch Zeit und Entfernung.

Den ernsthaft Yoga-Übenden gebe ich noch folgende Ratschläge: Lebe vegetarisch!

Halte dich von Drogen fern, sie wirken wie Gift und töten dein Yoga-Leben.

Meide Alkohol und schlechte Gewohnheiten.

Glaube nicht, daß deine Willenskraft stark genug ist, um jederzeit aufhören zu können; plötzlich sind diese Dinge stärker, und du kannst dich nicht mehr loslösen.

Asanas

PASCHIMOTTANASAN (Rückendehnung)

Variation a)
Grundstellung: Mit gestreckten Beinen gerade sitzen, Hände ruhen auf den Oberschenkeln.
- Einatmend Hände gestreckt über den Kopf hochheben.
- Ausatmend langsam nach vorn beugen, bis die Nase die Knie berührt. Hände halten die Zehen (oder Füße).
- Normal atmend Stellung eine Weile einhalten.
- Einatmend mit gestreckten Armen hochkommen.
- Ausatmend Grundstellung einnehmen.
Übung 2 bis 3mal wiederholen.

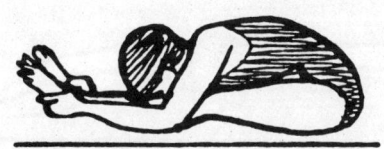

Besondere Wirkungen:
Stimuliert die Blutzirkulation im ganzen Rücken; aktiviert die Nieren, beeinflußt günstig den Pancreas; hilft gegen Fettleibigkeit und Blähungen; dehnt die Sehnen und Muskeln des Rückens und der Beine; beseitigt Rückenschmerzen.
   Alle Paschimottanasanas erhalten den Körper fit und gesund.

Variation b)
PAD PARSAR PASCHIMOTTANASAN
(Vorwärtsbeuge mit gegrätschten Beinen) – Variation I

Grundstellung: Mit gegrätschten Beinen sitzen. Hände ruhen auf den Oberschenkeln.
- EINATMEND die Arme über den Kopf hochheben.
- AUSATMEND vorbeugen, Hände halten die Zehen (oder Füße). Körper langsam hinunterdrücken, bis Kopf zwischen beiden Knien Boden berührt. Knie bleiben gestreckt.
- NORMAL ATMEND Position eine Weile beibehalten.
- EINATMEND hochkommen, Arme dabei über den Kopf heben.
- AUSATMEND Grundstellung wieder einnehmen.
Gesamte Übung 1–3mal wiederholen.

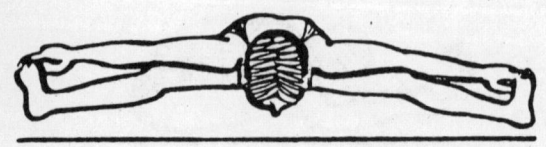

Variation c)
BANDH PASCHIMOTTANASAN
(Vorwärtsbeuge mit gegrätschten Beinen) – Variation II

Grundstellung: Mit gegrätschten Beinen sitzen. Hände ruhen auf den Oberschenkeln.
- EINATMEND Hände langsam auf den Rücken bringen, eine Hand umfaßt das Handgelenk der anderen Hand.
- AUSATMEND langsam nach links beugen, bis die Nase das linke Knie berührt, Knie bleiben gestreckt.
- NORMAL ATMEND Position eine Weile beibehalten.
- EINATMEND langsam hochkommen.
- AUSATMEND Grundstellung wieder einnehmen.
Übung nach rechts wiederholen.
Gesamte Übung 1–3mal wiederholen.

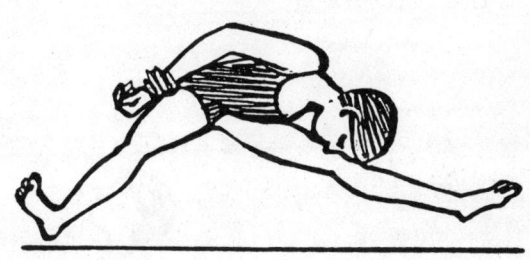

BHUJANGASAN (Kobra)

Grundstellung: Bauchlage einnehmen. Beide Hände unter den Schultern, Kinn am Boden, Füße flach.
— EINATMEND Kopf und Schultern so hoch wie möglich heben.
  Ganz langsam den Kopf zurücklegen und aufwärts blicken.
  Das gesamte Gewicht des Körpers bleibt auf beiden Händen, Unterleib und den Beinen.
  Die Wirbelsäule muß gebogen sein.

Variation a)
— ATEM so lange wie möglich anhalten.
— AUSATMEND langsam in die Grundstellung zurückkommen.

Variation b)
— nach längerem Üben der Variation a) bei NORMALEM ATEM die Position (Kopf zurück, Blick nach oben) längere Zeit beibehalten.
Übung 2- bis 3mal wiederholen.
Entspannen.

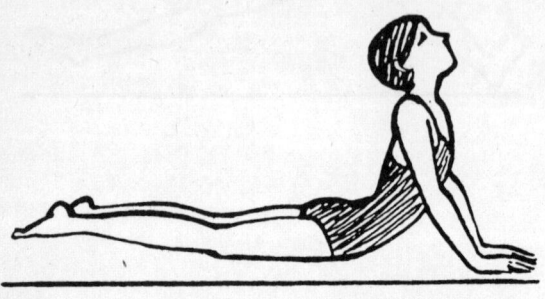

Besondere Wirkungen:
Streckt die Leber; wirkt positiv auf die Nieren, Rücken- und Nackenmuskeln. Empfohlen für Personen mit sitzendem Beruf.

SALABHASAN (Heuschrecke)

Variation a)
Grundstellung: Bauchlage einnehmen, eine Wange liegt auf dem Boden; Hände unterhalb der Oberschenkel placieren, Handflächen sind nach unten gerichtet.
- EINATMEND beide Beine mit gestreckten Knien so hoch wie möglich heben.
- ATEM ANHALTEN und so lange wie möglich in dieser Position bleiben.
- AUSATMEND langsam zur Ausgangsposition zurückkehren.

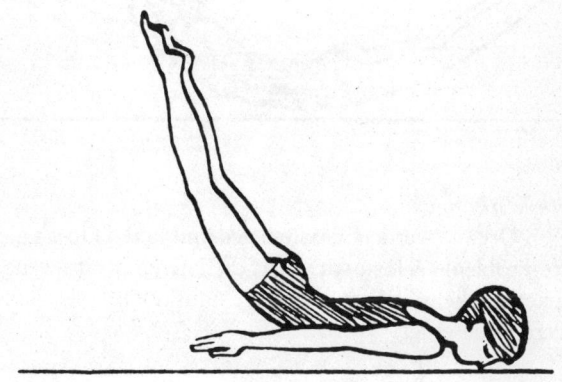

Variation b)

Grundstellung: Bauchlage. Kinn ruht auf dem Boden, Hände liegen nach vorn ausgestreckt auf dem Boden, Handflächen sind nach unten gerichtet.

– EINATMEND Füße, Hände, Kopf und Rumpf hochheben.
– ATEM ANHALTEN, Gesamtgewicht des Körpers ruht auf dem Bauch; Knie und Ellbogen sind gestreckt.
– AUSATMEND langsam in die Grundstellung zurückkommen.
Entspannen.

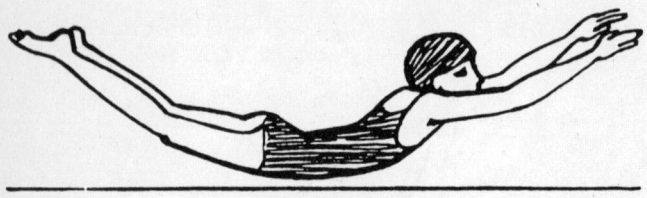

Besondere Wirkungen:
Die inneren Organe werden maximal gedehnt und dadurch gastrische und Säure-Probleme gelöst; stimuliert die Nieren; kräftigt die Gesäß- und Rückenmuskeln; dehnt die Bauchmuskulatur; Fettpolster im Gesäß werden beseitigt.

SARVANGASAN (Schulterstand)

Grundstellung: Rückenlage einnehmen. Hände sind neben dem Körper, Handflächen nach unten gerichtet.
- Einatmend beide Beine und den Rumpf hochziehen, bis das Kinn die Brust berührt. Die Hände stützen das Becken, die Ellbogen sind am Boden; der Rücken ist gerade; Füße und Beine sind entspannt. Der Körper ruht auf der Rückseite des Kopfes, dem Nacken, den Schultern und den Ellbogen.
- Normal atmend in dieser Stellung verbleiben.
- Dauer: anfänglich eine halbe bis eine Minute; nach einigen Wochen 3 bis 5 Minuten.
- Ausatmend Knie zum Kopf beugen, Beine wieder strecken und langsam zur Grundstellung zurückkehren.

Übung 1mal wiederholen.

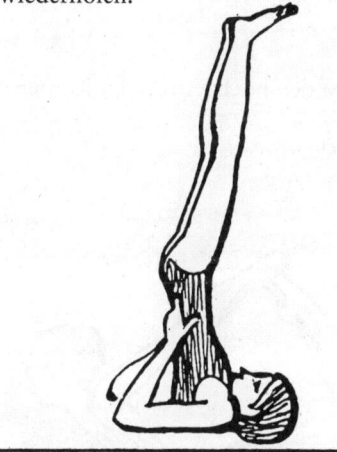

Besondere Wirkungen:
Diese Übung reguliert die Funktion der Schilddrüse und aller Organe, die mit der Schilddrüse zusammenhängen. Die durch die umgekehrte Körperstellung entstandene Blutzirkulation vitalisiert die gesamten Zellen des Körpers. Die weiblichen Organe werden positiv beeinflußt. *Achtung!* Personen, die an zu hohem Blutdruck, an Schwindel leiden oder eine Überfunktion der Schilddrüse haben, sowie Kinder unter 14 Jahren dürfen diese Übung nicht ausführen.

DHANURASAN (Bogen)

Grundstellung: Bauchlage, Hände sind neben dem Körper, Kinn auf dem Boden.

Variation a)
— EINATMEND beide Knie beugen und mit beiden Händen die Füße halten; das Kinn bleibt am Boden.
— ATEM ANHALTEN, Körper wie einen Bogen spannen und so lange wie möglich in dieser Stellung verharren.
— AUSATMEND zurückkommen.

Variation b)
— Den hochgestreckten Körper bei NORMALEM ATEM nach vorn und rückwärts schaukeln.

Variation c)
— Bei NORMALEM ATEM den hochgestreckten Körper nach links und rechts rollen.
Jede Variation 2mal wiederholen.
Entspannen.

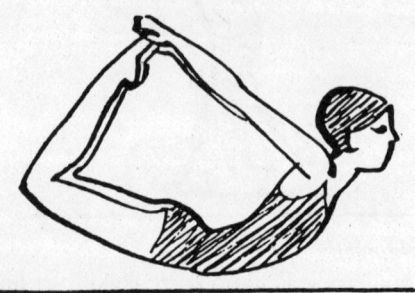

Besondere Wirkungen:
Heilt Schmerzen und Steifheit der Wirbelsäule und des Rückens; Bauchorgane und -muskeln werden gestärkt.
Achtung! Bei Leistenbruch und kurz nach Bauch- oder Rückgratverletzungen darf diese Übung nicht ausgeführt werden.

HALASAN (Pflug)

Grundstellung: Rückenlage einnehmen. Hände sind neben dem Körper, Handflächen nach unten gerichtet.

Variation a)
- EINATMEND beide Beine hoch schwingen, Rumpf hebt sich.
- AUSATMEND die gestreckten Beine über den Kopf bringen, bis Zehenspitzen den Boden berühren. Kinn ist gegen die Brust gepreßt.
- NORMALER ATEM. Position so lange wie möglich beibehalten.
- EINATMEND beide Beine hochheben, Knie abbiegen, mit den Knien gegen die Stirne zielen.
- AUSATMEND Beine langsam strecken und zur Ausgangsposition zurückkehren.

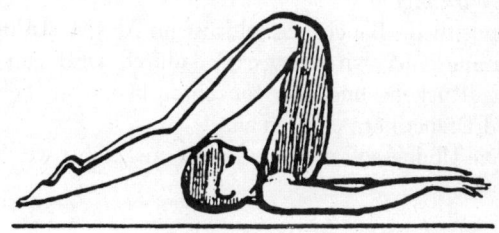

Variation b)
- Hände stützen Rumpf (Rücken).

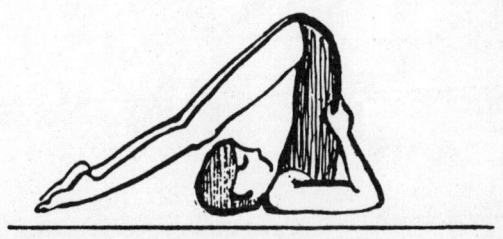

Variation c)
– Mit beiden Händen die Zehen halten.
Jede Variation 3mal ausführen.

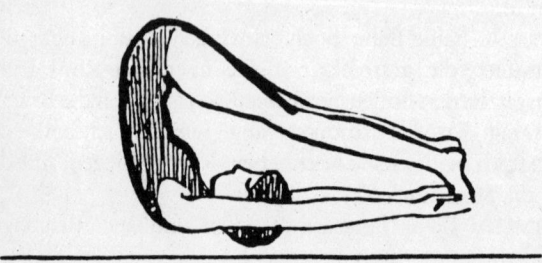

Besondere Wirkungen:
Beeinflußt positiv die Bauchspeicheldrüse und das Verdauungssystem;
das Verdauungsfeuer wird erweckt, dadurch wird Fett abgebaut.
Steifheit des Rückens und der Rückenmuskeln wird behoben. Die
Übung wird Diabetikern empfohlen.
Achtung! Die Übung soll nie mit Gewalt ausgeführt werden.

MATSYASAN (Fisch)

Grundstellung: Lotus-Sitz (Padmasan) einnehmen.
- Langsam die Hände nach hinten führen und aufstützen; einen Ellbogen nach dem anderen auf den Boden bringen, nach rückwärts beugen, bis die Spitze des Kopfes den Boden berührt.
 Mit beiden Händen die Zehen halten.
 Die ganze Wirbelsäule ist gebogen.
- Stellung so lange wie möglich beibehalten. NORMALER ATEM. EINATMEN DURCH DIE NASE, AUSATMEN DURCH DEN MUND.
 Die gesamte Übung 2mal wiederholen.

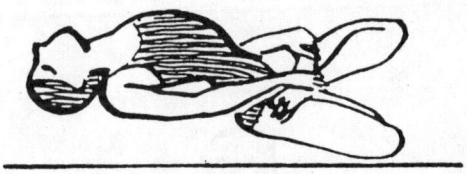

Besondere Wirkungen:
Kräftigt das Atemsystem, Brust und Lunge; wirksam gegen Asthma, Bronchitis und chronische Halskrankheiten; regt die Nierentätigkeit an.
Achtung! Personen kurz nach einer Bauchoperation oder mit Leistenbruch dürfen diese Übung nicht durchführen.

ARDHA MATSYENDRASAN (Drehsitz)

Grundstellung: Mit gestreckten Beinen sitzen.
- Rechten Fuß über das linke Knie heben, die Fußsohle aufsetzen.
- Das linke Bein nach rechts abbiegen und die linke Ferse gegen die rechte Sitzfläche drücken.
- Die linke Hand über dem rechten Knie placieren, den Ellbogen gegen das rechte Bein gerichtet. Die Hand hält Fuß oder Knöchel.
- Über die rechte Schulter blickend, den rechten Arm auf den Rücken legen. So weit wie möglich Drehung durchführen.
- NORMAL ATMEND in dieser Position eine Weile verharren. Innehalten nach längerer Übungszeit auf 1 bis 2 Minuten erhöhen.
- Langsam zur Ausgangsstellung zurückkommen.
Übung zur anderen Seite ausführen.
Gesamte Übung 1–2mal wiederholen.

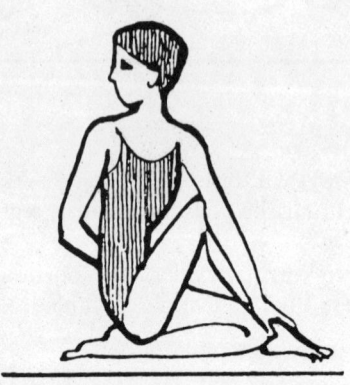

Besondere Wirkungen:
Belebt die gesamte Wirbelsäule; hilft bei Bandscheibenschäden, fördert die Verdauung; bringt Erleichterung bei Blinddarmschmerzen; stimuliert die Nierenfunktion und die Bauchspeicheldrüse, entwickelt die Konzentrationsfähigkeit.

EK PAD PRANAMASAN (Gruß auf einem Bein)

Grundstellung: Mit geschlossenen Beinen aufrecht stehen.
– Rechte Fußsohle auf linken Oberschenkel stützen.
– Hände vor der Brust falten.
– Mit offenen oder geschlossenen Augen etwa 2 bis 3 Minuten auf einen Punkt konzentrieren.
– Zur Grundstellung zurückkehren.
Übung auf dem rechten Fuß wiederholen.

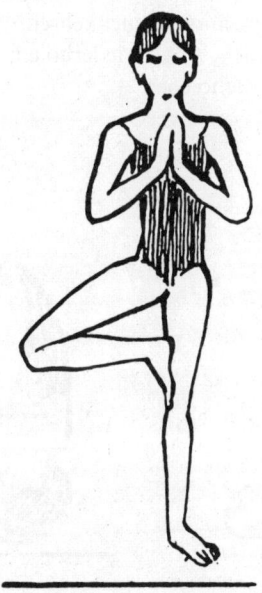

Besondere Wirkungen:
Entwickelt die Konzentrationsfähigkeit und das Selbstbewußtsein. Beruhigt und hilft Nervosität zu überwinden. Fördert das Gefühl für Gleichgewicht; kräftigt die Beinmuskulatur.

VRIKSASAN (Baum)

Grundstellung: Vajrasan
- EINATMEN
- AUSATMEND vorwärts beugen, Handflächen und Kopf auf dem Boden placieren, die Ellbogen sind zum Körper gerichtet.
- Balance des Körpers liegt auf Kopf und Händen, beide Knie auf beide Ellbogen bringen; Gesäß und Füße so hochheben, daß der Rücken gerade ist.
- Füße langsam ausstrecken.
- Mit NORMALEM ATEM eine Weile in dieser Stellung verbleiben.
- Knie wieder abbiegen und langsam (wie in Variation a) VRIKS-ASAN) zur Ausgangsposition zurückkehren.

Gesamte Übung anfänglich 2mal wiederholen, später bei längerer Durchführung 1mal wiederholen.

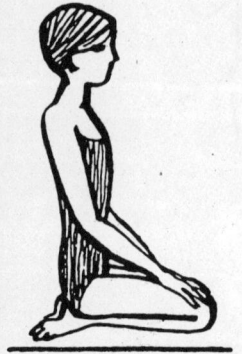 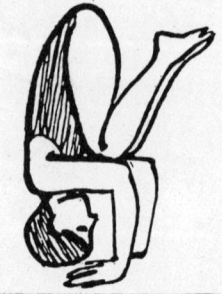

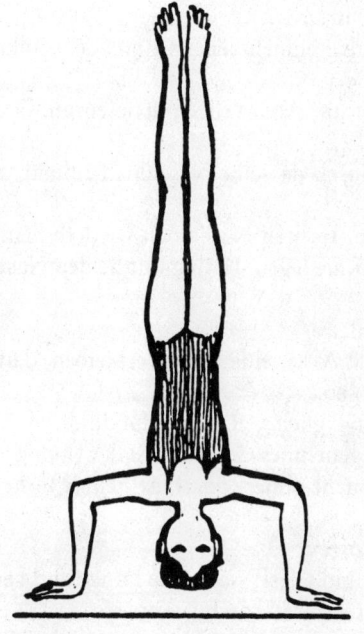

Besondere Wirkungen:
Stärkt Schulter- und Rückenmuskeln; kräftigt Nacken und Handgelenke; fördert die Durchblutung des Kopfes.
Achtung! Für Personen mit hohem Blutdruck und für Schwangere ist diese Übung nicht geeignet.

Pranayam

BHASTRIKA-PRANAYAM (Blasebalgatmung)

Grundstellung: Siddhasan, Hände auf den Knien in Chin-Mudra.
- Regungslos dasitzend sich fünf Minuten lang auf die normale Atmung konzentrieren.
- Pranayam-Mudra einnehmen und mit dem linken Nasenloch beginnen.
- SCHNELLES EIN- und AUSATMEN, mit tiefem und langem Bauch-Atem, 20mal.
- Nach 20mal durch dasselbe Nasenloch einmal TIEF EIN- und AUSATMEN.
- Übung mit dem rechten Nasenloch wiederholen.
- Hand auf das Knie legen. Übung mit beiden Nasenlöchern wiederholen.

Das ist eine Runde.
- Mit NORMALEM ATEM eine Weile verbleiben, dann gesamte Übung 2mal wiederholen.

Nach den Asanas täglich 3 Runden durchführen.

Obwohl ein angenehmes Gefühl nach der Übung auftritt, sollte man die Rundenzahl nicht ohne Rückfrage beim Meister erhöhen.

Besondere Wirkungen:
Erfrischt Körper und Geist; stärkt die Lunge und vertreibt Bronchitis. Das Atmungssystem wird rasch gereinigt.
Achtung! Wer an schwerem Asthma, an einer Herzkrankheit oder Fieber leidet, soll diese Übung auslassen oder vorher den Rat des Meisters einholen.

Konzentrationsübung

Grundstellung: Regungslos in Siddhasan (oder einer anderen Position wie Vajrasan, Padmasan usw.) sitzen. Oberkörper ist gerade, aufrecht; Kopf, Nacken und Rücken bilden eine Linie; Schultern und Bauchmuskeln sind entspannt; Hände ruhen auf den Knien, Handflächen nach oben gerichtet, Zeigefinger und Daumen berühren einander (Chin-Mudra). Augenlider sind leicht geschlossen.
- Singe dreimal OM.
- Grüße im Geist deinen Guru.
- Versuche nun, jeden einzelnen Muskel zu entspannen; beruhige deine Nerven und deinen Atemvorgang. Dauer: ungefähr 5 Minuten.
- Konzentriere dich und fühle die Bewegungslosigkeit deines ganzen Körpers.
- Mit entspanntem Körper und Geist versuche dir deines Daseins bewußt zu werden.
  Dauer: 5 Minuten.
- Dehne dein Bewußtsein auf vergangene Dinge aus. Versuche dich systematisch – von der Gegenwart angefangen – an vergangene Dinge zu erinnern, an eine Sache nach der anderen, so weit du dich zurückerinnern kannst.
- Komme nun systematisch wieder zur Gegenwart zurück.
- Beobachte mit entspanntem Körper und Geist den Fluß deiner Gedanken, solange du kannst.
- Singe dreimal OM, dann das Gayatrie-Mantra.
Gemäß der traditionellen »Ur-Yoga-Texte« (Veden) soll das Gayatrie-Mantra am Beginn und Ende der Übungen einige Male wiederholt werden.

OM BHUR BHUVAH SVAH
TAT SAVITUR VARENYAM
BHARGO DEVASYA DHIMAHI
DHIYO YONAH PRACHODAYAT

Laßt uns meditieren über das
bewundernswerte und segen=
volle Licht des Göttlichen – das
in unseren Herzen verankert ist.
Möge es alle unsere Möglich=
keiten erleuchten, unseren
Intellekt führen und unser
Verständnis rasch erhellen.

6. Stufe

Durch systematisches Üben der Asanas, Pranayamas und durch tiefe Konzentration konntest du auf deinem Yoga-Weg Fortschritte verzeichnen. Der Weg war sicherlich nicht immer leicht. So manche Schwierigkeiten und Hindernisse waren zu überwinden. Aber du hast nicht aufgegeben und an dir selbst erfahren, wie wichtig es für den SADHAK (Übender) ist, das ZIEL nicht aus den Augen zu verlieren und voll tiefen Vertrauens unbeirrt weiterzugehen.

In den fortgeschrittenen Stufen hast du nun begonnen, deinen Geist zu kontrollieren und bist dir mehr denn je seiner Unruhe bewußt geworden. Es ist jene Unruhe, die verhindert, daß man einen Gedanken zu Ende denkt und die auch für deine inneren Spannungen und Störungen verantwortlich ist.

Der Übungsweg ist mit sehr viel Mühe und Hingabe verbunden. Nicht selten steigen Trugbilder auf, durch die du in Gefahr gerätst, in die Irre geleitet zu werden.

In diesem Stadium ist es daher sehr wichtig, Unterscheidungskraft (viveka) zu entwickeln, denn sie hilft im Sinne von buddhi (Entscheidungskraft) richtige Entscheidungen zu treffen.

Deshalb ist es unumgänglich, daß du – neben intensiven Körper-, Atem- und Konzentrationsübungen – auch lernst, deinen Verstand zu gebrauchen. Versäume nicht, deinen Verstand zu schulen und das
LICHT DES WISSENS
in dir zu entzünden. Es wird dir helfen, die Dinge in einer Klarheit zu sehen, die die wahre Wirklichkeit erkennen läßt.

YOGA MUDRA
(Vorbeugen im Fersensitz) – Variation II

Grundstellung: Vajrasan. Hände ruhen auf den Knien; Augen sind geschlossen.

Variation a)
- EINATMEND die Arme hochheben. Fersensitz beibehalten.
- AUSATMEND langsam nach vorn beugen, bis die Stirn den Boden berührt, dabei die Arme nach hinten führen und, mit den Handflächen nach oben, neben den Körper legen.
- NORMAL ATMEND in dieser Position eine Weile verharren.

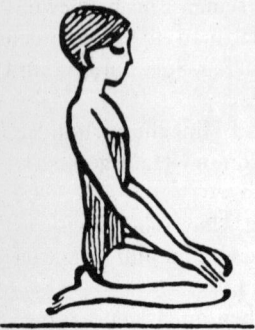
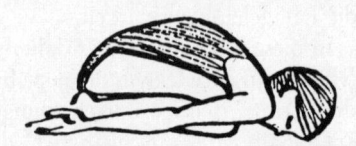

Variation b)
– Einatmend Kniestand einnehmen und die Arme in Schulterhöhe hochheben.
– Ausatmend langsam nach vorn beugen, bis die Stirn den Boden berührt, dabei die Arme nach hinten führen und mit den Händen die Knöchel festhalten.
– Normal atmend einige Minuten in dieser Stellung verharren.
Beide Variationen 2- bis 3mal wiederholen.

Für die spirituelle Weiterentwicklung, Stellung 2 bis 5 Minuten mit Konzentration auf Svadhisthan-Chakra beibehalten.

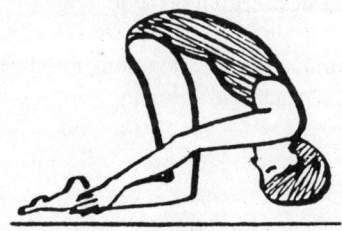

Besondere Wirkungen:
Fördert Konzentrations- und Gedächtnisfähigkeit; beruhigt; beseitigt Schlafstörungen, Nervosität und viele Unterleibsbeschwerden, wie Verstopfung, gastrische Störungen usw.
Achtung! Personen, die an hohem Blutdruck oder Schwindel leiden, dürfen diese Übung nicht ausführen.

NOKA SANCHALANASAN (Rudern)

Grundstellung: Mit gebeugten Knien auf dem Boden sitzen, Fußsohlen sind auf dem Boden. Hände mit geschlossener Faust (Daumen innen) sind neben den Knien, Rücken und Nacken bilden eine gerade Linie.

Variation a)
— EINATMEND Beine hochheben und strecken, die Fäuste bleiben neben den Knien. Oberkörper etwas zurücklehnen. Der Körper balanciert auf dem Gesäß.
— ATEM ANHALTEN
— AUSATMEND Grundstellung wieder einnehmen.

Variation b)
— Übung wiederholen, jedoch bei
— NORMALEM ATEM die gestreckten Beine so lange wie möglich hochhalten.
Übung soll langsam und mit Konzentration durchgeführt werden. Beide Variationen 2- bis 3mal wiederholen.

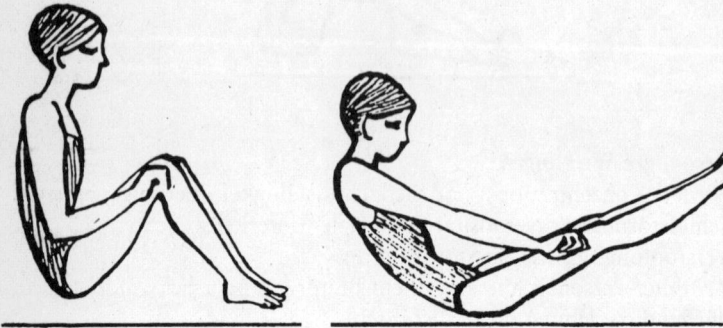

Besondere Wirkungen:
Stärkt Bauch-, Oberschenkel- und Rückenmuskeln.
    Gut für Kinder, die nicht ordentlich sprechen oder Worte nicht gut artikulieren können.
Achtung! Bei Schwangerschaft und während der Menstruation soll diese Übung nicht ausgeführt werden.

ARDH PADAM HALASAN (Halblotus im Pflug)

Grundstellung: Mit gestreckten Beinen sitzen.
– Linkes Bein mit der Fußsohle nach oben gerichtet auf rechten Oberschenkel legen (halber Lotussitz).
– In dieser Position Sarvangasan einnehmen, die Hände stützen den Rücken.
– NORMAL ATMEND langsam zu Halasan übergehen (linker Fuß bleibt immer auf rechtem Oberschenkel).
– Arme nach hinten führen und mit beiden Händen die Zehen des rechten Fußes halten.
– NORMAL ATMEND Stellung eine Weile beibehalten.
– Arme zurückführen, die Hände stützen den Rücken, Sarvangasan einnehmen.
– AUSATMEND langsam in Ausgangsposition zurückkehren.
Übung mit dem anderen Fuß durchführen.

ARDH PADAM HALASAN gehört zu den fortgeschrittenen Übungen und soll langsam und mit Konzentration ausgeführt werden. Sie ist besonders zur Erlernung des Lotussitzes geeignet.

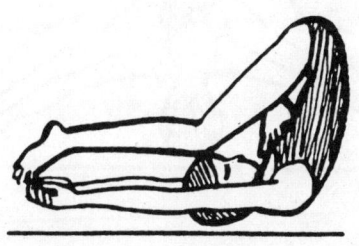

Besondere Wirkungen:
Stärkt das gesamte Nerven- und Drüsensystem; fördert den Blutkreislauf; regt das Verdauungssystem an; reguliert das Körpergewicht; löst die Steifheit der Rückenmuskeln und hält die Wirbelsäule beweglich.
Achtung! Personen mit Bandscheibenschäden oder -vorfall und Schwangere sollen diese Übung nicht ausführen.

PAD PRSAR PURAN UTHANASAN
(Kopf-Fuß-Grätsche)

Grundstellung: Mit weit gegrätschten Beinen aufrecht stehen.
- EINATMEND Hände hochheben;
- AUSATMEND langsam vorwärts beugen, bis Kopf Boden berührt; Hände neben dem Kopf am Boden aufstützen; langsam mit beiden Händen beide Füße ergreifen.
- Eine Weile in dieser Position bleiben.
- EINATMEND zur Ausgangsposition zurückkehren.
Die gesamte Übung soll langsam durchgeführt werden.
Die Übung 2- bis 3mal wiederholen.

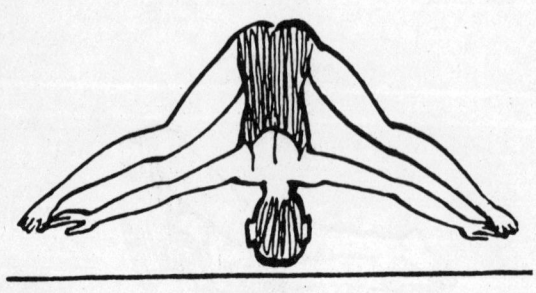

Besondere Wirkungen:
Stimuliert die Nieren; besonders wirksam für das Verdauungssystem und die Aftermuskeln; stärkt und dehnt die Oberschenkelmuskeln, verstärkt die Kopfdurchblutung und den gesamten Blutkreislauf; gut für die Augen und das Gedächtnis.
Achtung! Personen mit Hüftgelenksleiden, mit akuten Bandscheibenschäden oder mit Beschwerden des Rückgrates sollen diese Übung nicht ausführen.

KURMASAN (Schildkröte)

Grundstellung: Mit gespreizten Beinen auf dem Boden sitzen. Hände liegen auf den Oberschenkeln.

– EINATMEN, Beine leicht anziehen.
– GUT AUSATMEND (wichtig, weil sonst zu großer Druck auf dem Zwerchfell lastet) vorwärts beugen, die Arme von innen unter den Knien durchstrecken. Die Handflächen sind nach unten gerichtet.
– Langsam den Rumpf weiter vorstrecken, bis Stirn, Kinn und Brust den Boden berühren. Die Beine durchstrecken und die Arme so weit wie möglich nach hinten strecken.
– NORMAL ATMEND Position für eine Weile beibehalten.
– Zur Ausgangsposition zurückkommen.
KURMASAN gehört zu den fortgeschrittenen Yoga-Übungen und soll langsam und sorgfältig durchgeführt werden.

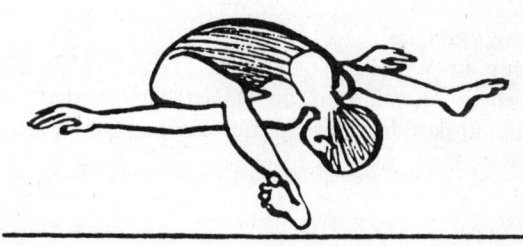

Besondere Wirkungen:
Aktiviert die inneren Organe; besonders heilsam bei Beschwerden im Genitalbereich. Belebend für das Sonnengeflecht. Behebt Verhärtungen der Beinmuskulatur; dehnt die Sehnen und Nerven der Beine; hilft bei Ischiasbeschwerden.
Gibt dem ganzen Körper Erfrischung. Eine gute Übung für Kinder.
Achtung! Personen, die Schulter-, Ellbogen- oder Armbrüche gehabt haben, sollen diese Übung nicht durchführen.

MRIGASAN (Reh)

Grundstellung: Bauchlage einnehmen; Ellbogen auf den Boden stützen; Kopf ruht zwischen den Handflächen.
– NORMAL ATMEND den Blick auf einen Punkt in der Ferne fixieren und ganz langsam abwechselnd das linke und das rechte Bein (Oberschenkel bleiben am Boden) auf und ab bewegen.
Diese Übung kann auch als Entspannungsstellung verwendet werden.

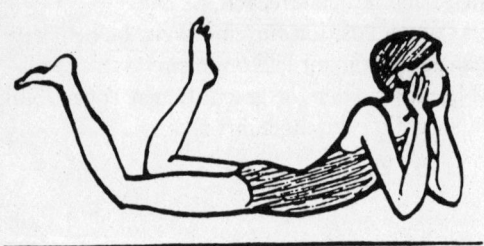

Besondere Wirkungen:
Sehr gut für die Wirbelsäule; hilft bei gastrischen Problemen und Ischias; behebt Spannungen im Bauch; macht die Kniegelenke geschmeidig; fördert die Konzentrationsfähigkeit; entspannt den ganzen Körper.

CHAKRASAN (Rad)

Grundstellung: Rückenlage einnehmen.
– Knie abbiegen und Fußsohlen am Boden so nahe wie möglich bei der Sitzfläche placieren.
– Hände über den Kopf heben, Handflächen – mit den Fingern in Richtung zum Körper – auf den Boden legen.
– Mit Händen und Füßen vom Boden abstemmen und den Körper hochheben.
– Die Hände näher zu den Füßen bringen.
– Zur Ausgangsposition zurückkehren.
Übung langsam und sorgfältig durchführen.
Konzentration auf das Manipur Chakra (Nabelzentrum).

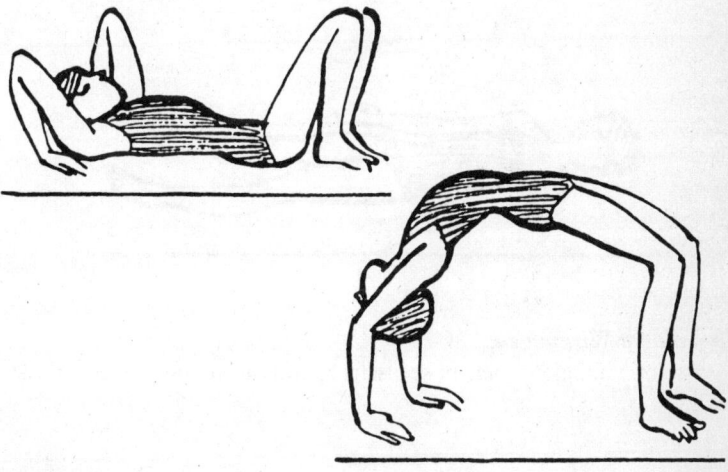

Besondere Wirkungen:
Sehr gut für die ganze Wirbelsäule und alle inneren Organe, sowie für sämtliche Muskeln der Beine, Hüften und Schultern; Brust und Arme werden aktiviert; besonders hilfreich gegen Menstruationsbeschwerden; gegen Bandscheiben-Vorfall. Sehr gut für Kinder. Macht den ganzen Körper entspannt und beweglich.
Achtung! Für Schwangere ab dem 3. Monat und für Personen mit hohem Blutdruck oder Schwindel ist diese Übung nicht geeignet.

ANANDASAN (Vollkommene Entspannung)

Grundstellung: Rückenlage, Handflächen sind nach oben gerichtet, Füße fallen leicht auseinander; die Augen sind geschlossen.
- Der ganze Körper ist bewegungslos, aber entspannt. NORMALER ATEM
- Gefühl der Ruhe und des Friedens erleben.
- Übung längere Zeit ausführen, dann langsam den Körper bewegen und langsam – nie plötzlich – aufrichten.

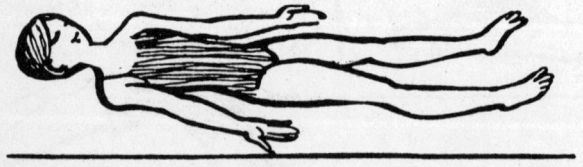

Besondere Wirkungen:
Vertreibt Müdigkeit; behebt seelische Spannungen und gibt dem Geist Ruhe.

MAYURASAN (Pfau)

Grundstellung: Hocke
- Vorwärtsbeugend die Handflächen mit den Fingerspitzen nach hinten aufstellen; Ellbogen gegeneinander pressen und den Unterleib darauf stützen, Brust ruht auf den Oberarmen.
- Beine strecken, hochheben und den Körper ausbalancieren.
- Position halten.
- Zur Ausgangsstellung zurückkommen.

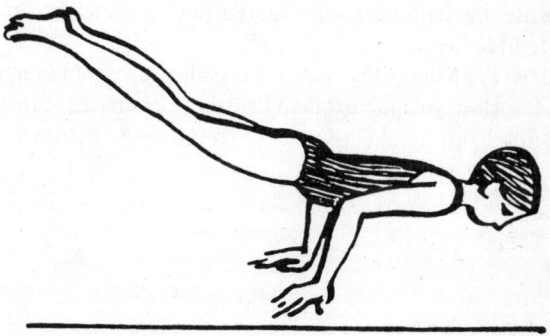

Besondere Wirkungen:
Stärkt Arm-, Schulter- und Rückenmuskeln; verhindert Gasbildung im Verdauungssystem; gegen Händezittern und Konzentrationsschwäche; aktiviert Lunge, Leber, Pankreas, Nieren; hilft bei Diabetes.
   Vollkommene Körperbalance wird erlangt.
Achtung! Personen, die in den letzten zwei Jahren eine Bauchoperation hatten, sowie Personen, deren Augen sehr schwach sind oder die ein Augenleiden haben, sollen diese Übung nicht ausführen. Während der Schwangerschaft und der Menstruation ist diese Übung ebenfalls nicht sinnvoll.

SIRSHASAN (Kopfstand)

Grundstellung: Nach Entspannung Vajrasan einnehmen.

– Stirn auf dem Boden vor den Knien placieren; Finger verschränken und als Stütze des Hinterkopfes verwenden; Ellbogen ruhen in Schulterbreite am Boden.

– Auf den Zehenspitzen die Knie langsam nahe zum Körper bringen, das Gesäß wird dadurch hochgehoben; Gewicht auf Ellbogen übertragen, Füße vom Boden heben und zum Gesäß bringen, zuletzt Beine vollständig strecken.

– Maximal fünf Minuten (nach längerer Übung) in dieser Stellung verharren.

– Zur Ausgangsstellung zurückkehren und in dieser Stellung einige Minuten bleiben.

Sirshasan ist der König aller Asanas und soll als Abschluß täglich geübt werden. Die Übung ist mit großem Ernst, systematisch, Stufe für Stufe, langsam durchzuführen. Die Dauer soll nur nach Rücksprache mit dem Meister verlängert werden.

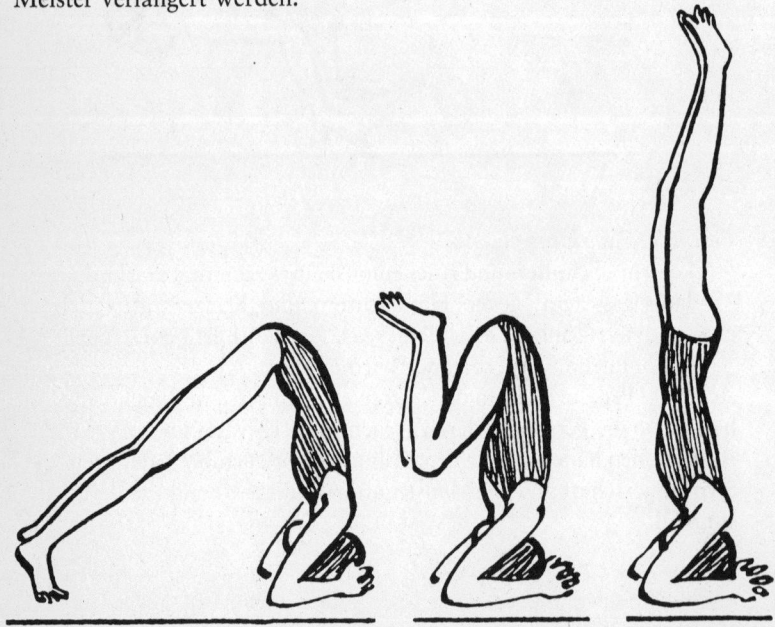

Besondere Wirkungen:
Diese Übung hat einen großen Wirkungskreis. Sie ist sehr gut für das
Gedächtnis, die Gehirndurchblutung, überhaupt für den gesamten
Blutkreislauf, für die Augen, die Lungen, das Herz, kurz für den ganzen
Organismus; beseitigt Kopfschmerzen; gibt geistig und physisch voll-
kommene Zufriedenheit und übermittelt ein gutes Gefühl und das
Wissen, daß man Fortschritte im Yoga gemacht hat.
Achtung! Wer an hohem Blutdruck und/oder Schwindel leidet, schwa-
che Augen resp. Augenleiden hat oder eine Operation in den Nacken-
knochen hatte bzw. sehr leicht Schmerzen im Nacken bekommt, soll
diese Übung nicht machen.

In der Schwangerschaft soll diese Übung nicht ausgeführt werden.

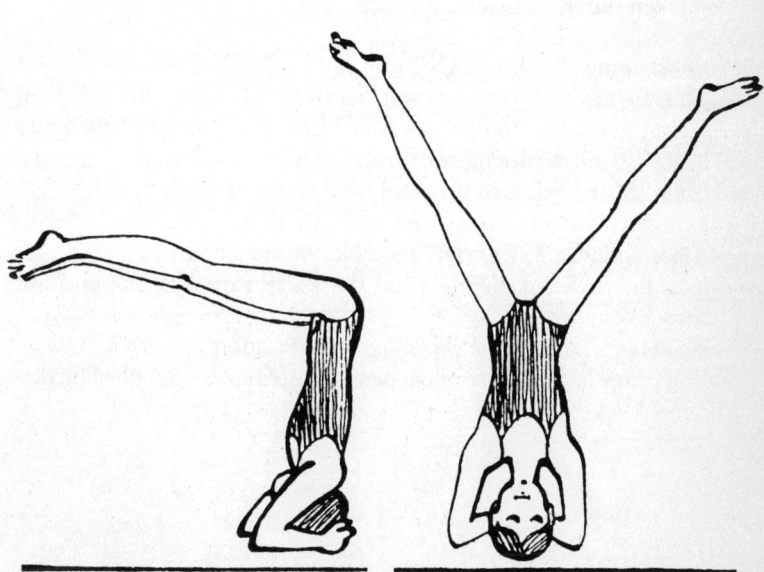

PRANAYAMAS

JALANDHAR BANDHA (Kinnverschluß)

BANDHA bedeutet etwas verschließen (blockieren).
Es gibt drei Arten von Bandhas:
1) JALANDHAR BANDHA = Verschluß durch das Kinn.
2) MULA BANDHA = Zusammenziehen des Afters.
3) UDDIYANA BANDHA = Zusammenziehen und Hochziehen der Unterleibsmuskeln.
Durch Üben der Bandhas werden die inneren Kräfte erweckt.

Im JALANDHAR BANDHA haben wir die Prana-Energie, die durch unseren Körper fließt, festzuhalten.

Diese Übung gehört zu den fortgeschrittenen Pranayama-Techniken und setzt voraus, daß die in den Stufen 1 bis 5 angegebenen Pranayama-Techniken durch längere Zeit hindurch sorgfältig geübt wurden.

Grundstellung: PADMASAN (oder eine andere Sitzstellung).
- TIEF EINATMEN – ATEM ANHALTEN (KUMBHAK – Luft anhalten, stauen), Handflächen auf die Knie legen, die Schultern heben und den Oberkörper leicht vorbeugen. Das Kinn wird fest gegen die Brust (Mitte zwischen den Schlüsselbeinen) gedrückt.
- KONZENTRATION auf das Vishuddhi Chakra.
- ATEM so lange ANHALTEN, wie es leicht möglich ist.
- Kopf heben, leicht einatmen und AUSATMEND zur Ausgangsposition zurückkommen.
- NORMAL ATMEND eine Weile in dieser Position verharren.
Übung einige Male wiederholen, dann AKASHI MUDRA üben (in den Himmel blicken).

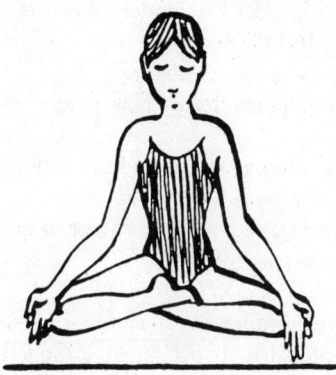 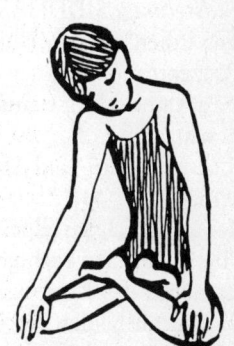

Besondere Wirkungen:
Erweckt die inneren Zentren, besonders das Vishuddhi Chakra; verstärkt die Fähigkeit, den Atem längere Zeit anzuhalten; entwickelt die Konzentrationsfähigkeit; Schilddrüse und Pankreas werden angeregt; verhindert/heilt einige Halskrankheiten.

Diese Übung ist für JEDEN geeignet.

Achtung! Der Atem darf nur so lange angehalten werden, wie es leicht möglich ist.

Vor längerer Atemanhaltung ist unbedingt der Rat des Meisters einzuholen.

Personen, deren Schilddrüse nicht in Ordnung ist, wird empfohlen, den Rat eines Arztes einzuholen.

BHASTRIKA-PRANAYAMA
mit JALANDHAR BANDHA
(Blasebalgatmung mit Kinnverschluß)

Grundstellung: SIDDHASAN (Padmasan oder eine andere Position), Hände ruhen auf den Knien in Chin-Mudra.
– Konzentration auf den Körper und NORMALE ATMUNG.
– Pranayama-Mudra einnehmen und mit dem linken Nasenloch beginnen.
– SCHNELLES EIN- und AUSATMEN mit tiefem und langem Bauchatem; 20mal.
– Danach durch dasselbe Nasenloch einmal TIEF EIN- UND AUSATMEN.
– Übung mit dem rechten Nasenloch wiederholen.
  Hand auf das Knie legen und sofort
– Übung mit beiden Nasenlöchern wiederholen.
– Danach Handflächen auf die Knie legen, leicht vorbeugen, Ellbogen gerade strecken, Schultern leicht hochziehen und
JALANDHAR BANDHA üben.

Nach den Asanas täglich drei Runden.

Konzentrationsübung

Grundstellung: Regungslos in Siddhasan (oder einer anderen Position) sitzen.

Der Oberkörper ist gerade; Kopf, Nacken und Rücken bilden eine Linie; Schultern und Bauchmuskeln sind entspannt; Hände ruhen auf den Knien, Handflächen nach oben gerichtet, Zeigefinger und Daumen berühren sich (Chin-Mudra).

Augenlider sind leicht geschlossen.

- Singe dreimal OM.
- Konzentration auf die Gedanken;
  Dauer: 5 Minuten.
- Konzentration auf Körper und Atem zusammen;
  Dauer: 5 Minuten.
- Konzentration auf die Nasenspitze.
- NORMALER ATEM
  Höre auf dein eigenes Atemgeräusch in der Kehle und wiederhole dabei das Mantra SOHAM (oder das eigene Mantra)
- EINATMEN .... SO
  AUSATMEN .... HAM
- Wiederhole dies, solange du dich dabei körperlich wohl fühlst und dich darauf konzentrieren kannst.
- Singe dreimal OM,
  sprich anschließend ein Gebet.

7. Stufe

Für die Übungen in diesem Kapitel habe ich mich fast zwei Jahre lang sehr tief konzentriert und darüber nachgedacht, wie alle diese Übungen des Khatu Pranam auf den Geist, die Seele und den Körper wirken sollen. Die Übungen des Khatu Pranam haben eine sehr starke Wirkung auf den Körper und die geistigen Chakras. Sie leiten Prana durch den ganzen Körper. Sie sind fast wie ein kosmischer Tanz, wie Mudras (Mudra bedeutet geistige Haltung). Durch diese Haltungen beginnt Prana oder Energie in einem bestimmten Rhythmus und in einer bestimmten Qualität zu fließen. Dadurch werden die Tattvas[1] und der Biorhythmus verändert. Von außen, vom Kosmos her, ändern sich die Tattvas, innerlich ändert sich der Biorhythmus, und beides zusammen hilft dem Aspiranten, weiterzukommen.

Jeder Schüler soll diese Übungen mit großer Demut, tiefen Gedanken und Gefühlen und mit großer Liebe durchführen. Er soll dabei im Geiste seinen Meister mittragen – den Satguru, den Höchsten. Deshalb heißt diese Übungsfolge KHATU PRANAM, das ist der Ort, wo der Satguru lebt oder gelebt hat, wo seine Anwesenheit ist.

Die erste Übungsfolge (20 Stellungen) des Khatu Pranam ist ein Gruß an den Satguru, so wie Suryanamskar, das Sonnengebet, ein Gruß an die aufgehende Sonne ist. Die Khatu Pranam-Serie ist jedoch vollkommen in sich geschlossen. Wenn man einmal nur wenig Zeit zum Üben hat, so sollte man diese Übungsserie 3–4mal hintereinander durchführen, um sich sofort geistig, körperlich und seelisch fit zu fühlen.

---

1 Tattva = Element, Strahlung, Prinzip. Es gibt fünf »grobe« Tattvas, aus denen die Materie zusammengesetzt ist: Erde, Wasser, Feuer, Luft, Äther oder Raum und zwei spirituelle Tattva.

Asanas

Khatu Pranam – 1. Teil (Gruß an Khatu)

Der erste Teil dieser Übungsreihe kann auf zweierlei Arten geübt werden:

1. als einzelne Asanas, d. h. in jeder Stellung eine Zeitlang bequem, entspannt, bewegungslos mit ruhiger Atmung und voller Konzentration auf den Körper und den Atem verharren
   oder
2. in Koordination mit dem Atemvorgang, so wie es bei einzelnen Stellungen angeführt ist, fließend, ohne Unterbrechung die ganze Übungsreihe in einem durchführen.

Achtung! Die zweite Art erhöht den Blutdruck. Personen mit hohem Blutdruck oder mit Neigung zum Schwindel sollen diese Übung nur als einzelne Asanas durchführen.

Grundstellung: Fersensitz. Hände liegen locker auf den Oberschenkeln, Schultern entspannen.

Rücken, Nacken und Kopf sind in einer Linie, der Oberkörper ist aufrecht, aber ohne Spannung.

Normaler, entspannter Atem.

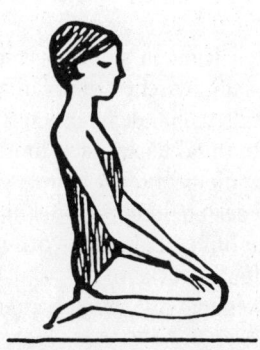

1. EINATMEND Arme hochheben (Handflächen zusammen) und etwas nach hinten drücken, den Blick auf die gefalteten Hände richten.

2. AUSATMEND mit geradem Rücken vorbeugen. Die Bewegung geht von den Hüftgelenken aus. Arme, Kopf und Oberkörper sind beim Vorbeugen immer in einer Linie, das Gesäß ist stets auf den Fersen. *Achtung!* Handflächen und Fußsohlen in den weiteren Stellungen dort lassen, wo sie sich jetzt befinden.

3. ATEM ANHALTEN und den Rumpf dicht am Boden nach vorn ziehen, bis nur Kinn, Brust, Handflächen, Knie und Zehen den Boden berühren (nicht der Bauch!). Das Becken leicht hochheben.

4. EINATMEND den Oberkörper weiter nach vorn schieben, bis der Unterleib den Boden berührt. Den Rumpf wie in Bhujangasan heben und zurückbeugen. Arme sind gestreckt oder gebeugt (nicht die Schultern heben!). Die Fußrücken liegen flach auf dem Boden. Der Blick ist nach oben gerichtet.

5. AUSATMEND Gesäß hochheben, bis Arme und Oberkörper in einer Linie sind und der Körper wie ein Hügel aussieht.
Der Kopf hängt locker zwischen den Armen, der Blick ist auf den Nabel gerichtet. Die Knie sind gestreckt, die Fersen berühren den Boden.
Die Balance des ganzen Körpers wird zu gleichen Teilen von den Handflächen und Fußsohlen getragen.

6. EINATMEND den rechten Fuß zwischen die Hände stellen (Fußsohle flach auf dem Boden).
Der Oberschenkel berührt den Oberkörper, der Unterschenkel ist senkrecht zum Boden. Linkes Knie auf dem Boden, der Fuß auf die Zehen gestützt. Der Rücken ist leicht gestreckt, der Blick ist nach oben gerichtet.
(Bei den nächsten Runden stellen wir abwechselnd den rechten und den linken Fuß zwischen die Hände.)

7. AUSATMEND gefaltete Hände über den Kopf heben, Arme aus den Schultern strecken und leicht nach hinten drücken.
Der Blick ist auf die gefalteten Hände gerichtet.

8. EINATMEND wieder Stellung 6 einnehmen.

9. AUSATMEND den linken Fuß nach vorn neben den rechten stellen und die Beine durchstrecken.
Achtung! Bei Neigung zu Schwindel: Augen offen lassen!

10. EINATMEND hochkommen, Arme hochstrecken und nach hinten drücken, vor allem im Schulterblätterbereich (nicht im Lendenbereich!).
Die Wirbelsäule ist durchgestreckt.
Die Handflächen sind aneinander gelegt, der Blick ist auf die Hände gerichtet.

Die Übung setzt in umgekehrter Reihenfolge fort:
11. AUSATMEND die Hände zum Boden bringen, wie Stellung 9.
12. EINATMEND den rechten Fuß zurückstellen und auf Knie und Zehen stützen, so daß jetzt im Vergleich zu Stellung 6 und 8 der *andere* Oberschenkel den Rumpf berührt.
13. AUSATMEND Arme hochstrecken wie in Stellung 7.
14. EINATMEND Stellung 6 einnehmen.
15. AUSATMEND den linken Fuß neben den rechten stellen und das Gesäß hochheben wie in Stellung 5.
16. EINATMEND das Becken langsam zum Boden senken und den Oberkörper durchstrecken wie in Stellung 4.
17. AUSATMEND Ellbogen beugen und zu Stellung 3 zurückkommen.
18. ATEM ANHALTEN und den Rumpf dicht über dem Boden zurückziehen, bis das Gesäß wieder wie in Stellung 2 die Fersen berührt.
19. EINATMEND mit geradem Rücken und gestreckten Armen in den Fersensitz wie in Stellung 1 zurückkommen.
20. AUSATMEND Grundstellung (Fersensitz) einnehmen.
Den gesamten Übungsablauf 2–4mal wiederholen.
Mit der Zeit individuell, je nach eigenem Fortschritt, die Anzahl der Runden erhöhen und vergleichen, wie sich die Beweglichkeit und Elastizität der Muskeln, Sehnen und Gelenke schrittweise vergrößert.
Entspannen.

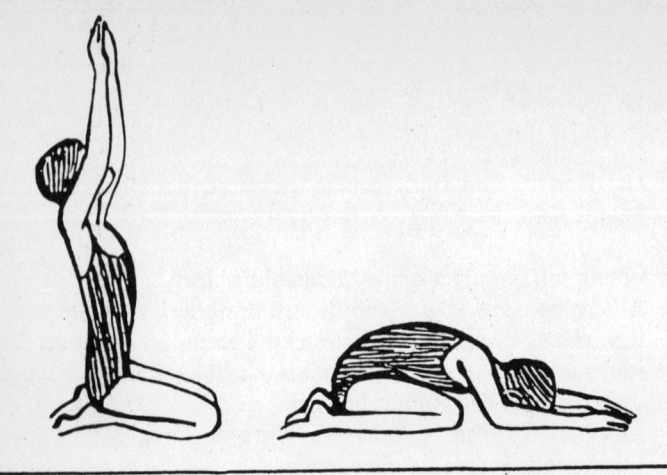

Stellung 1 und 19   Stellung 2 und 18

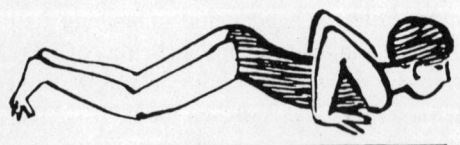

Stellung 3 und 17

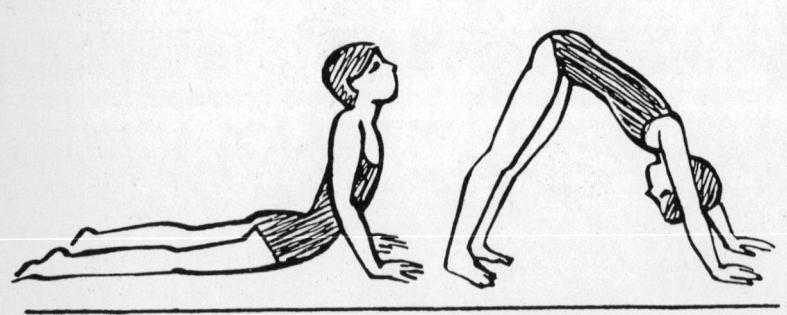

Stellung 4 und 16   Stellung 5 und 15

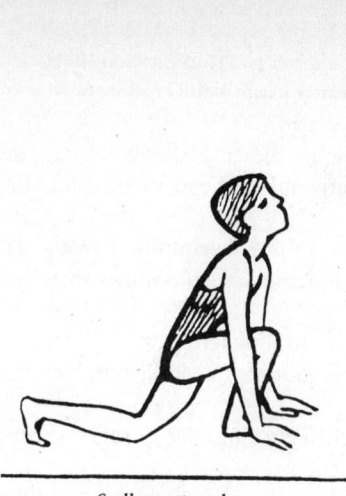

Stellung 6 und 14

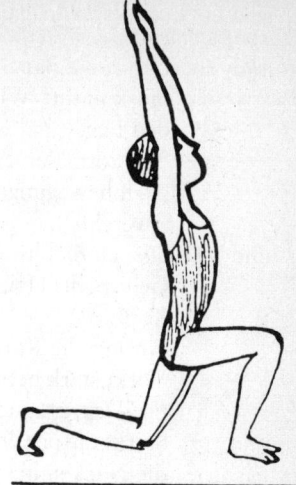

Stellung 7 und 13

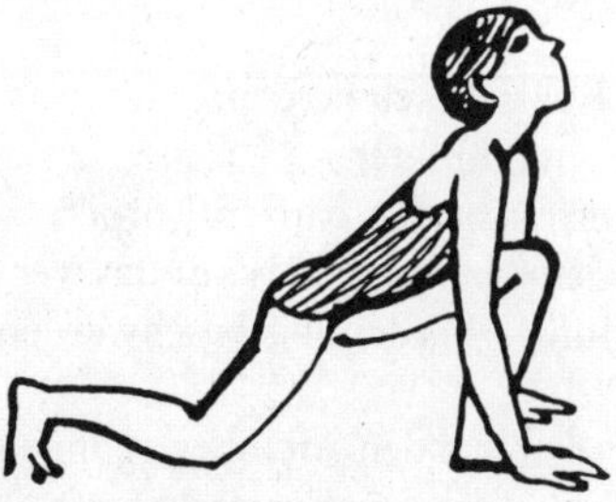

Stellung 8 und 12 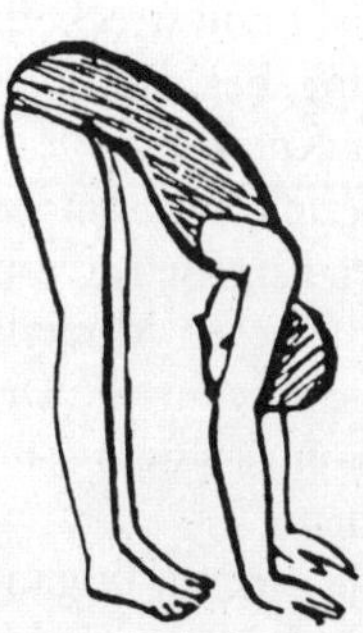   Stellung 9 und 11 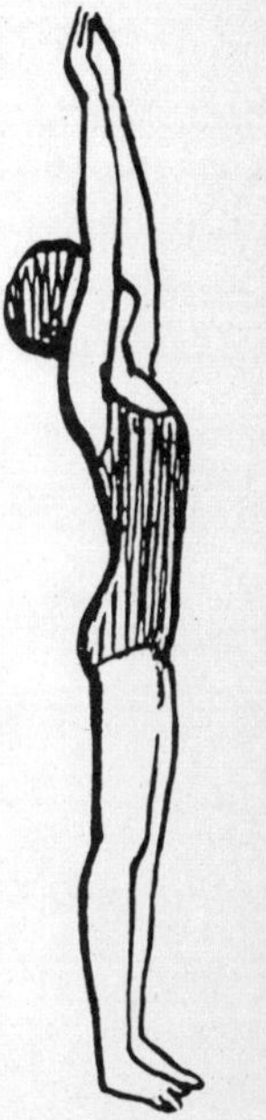   Stellung 10

Wirkung der einzelnen Stellungen:

1 und 19: Dehnt die Bauchmuskulatur. Kräftigt die Schulterblattmuskulatur. Wirkt günstig auf den Verdauungstrakt, den Hals- und Kopfbereich.
Bei normaler Atmung in dieser Stellung wirken die Atembewegungen positiv auf die Lendenwirbel und das Zwerchfell.

2 und 18: Die Durchblutung des Kopfes beeinflußt günstig das Gehirn, die Haut des Gesichtes und alle Sinnesorgane im Kopf.
Fördert die Konzentrationsfähigkeit.
Wirkt stark beruhigend. Gut gegen Müdigkeit, Nervosität, Depressionen.

3 und 17: Stärkt die parallelen Muskeln längs der Wirbelsäule und die Nackenmuskulatur.
Streckt die Brustwirbelsäule im Bereich der Schulterblätter.
Sinnvoll bei Brustkyphose (S-förmige Rückenverformung).

4 und 16: Dehnt die Bauchmuskulatur und beeinflußt sehr günstig die Verdauungsorgane. Kräftigt Nacken-, Rücken- und Armmuskulatur.
Achtung! Bei Geschwüren der Verdauungsorgane, Bruch, Basedow, bei hohem Blutdruck und Schwindel soll diese Übung nicht geübt werden.

5 und 15: Beseitigt Steifheit des Rückens.
Stärkt und streckt die Muskeln der Arme, Schultern und Beine, besonders verkürzte Wadenmuskeln und Sehnen der Kniekehle.
Speziell wirksam gegen Ischiasbeschwerden.
Der Kopf wird vermehrt durchblutet.
Hilft gegen Müdigkeit, erfrischt den ganzen Körper.

6 und 14: Der dynamische Druck des Oberschenkels auf das Verdauungssystem beeinflußt Verdauungsbeschwerden günstig.
Alle inneren Organe werden mit den Atembewegungen intensiv massiert, das Zwerchfell wird gestärkt.

7 und 13: Die Rückenmuskeln werden gekräftigt. Hilft gegen Rundrücken. Hüft- und Bauchmuskeln werden gedehnt und die Verdauung angeregt.

8 und 12: wie 6 und 14

9 und 11: Dehnt die Rückenmuskeln und die Muskeln auf der Rückseite der Beine.

Aktiviert das Verdauungssystem, der Solar-Plexus wird günstig beeinflußt.

Der Kopf wird vermehrt durchblutet – vorteilhaft für das Gedächtnis und alle Sinnesorgane.

10: Streckt die gesamte Vorderseite des Körpers, aktiviert die tiefen Rückenmuskeln, beeinflußt günstig viele chronische Halskrankheiten.

Khatu Pranam – 2. Teil

PADASAN (Kuhsitz)

Grundstellung: Sitz mit gestreckten Beinen und geradem Rücken.
- Linkes Bein beugen, das Knie seitwärts auf den Boden legen und die Fußsohle auf die innere Seite des rechten Oberschenkels legen (die Ferse möglichst nahe dem Perineum).
- Rechtes Bein beugen, so daß das Knie auf dem Boden liegt und die Ferse das rechte Gesäß berührt.
- Hände auf das Knie legen, das Körpergewicht gleichmäßig auf beide Gesäßhälften verteilen.
  In der Stellung NORMAL ATMEND eine zeitlang entspannt verbleiben.
- EINATMEND die gefalteten Hände über den Kopf heben, den Oberkörper und die Arme möglichst hoch strecken. Den Kopf leicht zurückbeugen, den Blick nach oben richten.
- AUSATMEND den Oberkörper langsam nach links drehen und sich mit geradem Rücken vorbeugen, bis die Stirn und die Arme vor dem linken Knie auf dem Boden liegen. Rücken und Schultern sind ganz locker und entspannt.
- EINATMEND mit gefalteten Händen in den geraden Sitz hochkommen, den Oberkörper und die Arme möglichst hoch strecken, den Blick nach oben richten.
- AUSATMEND beide Hände auf das linke Knie legen, langsam beide Beine ausstrecken.
Die Übung zur anderen Seite durchführen.
  Das ist eine Runde. Die gesamte Übung 2–4mal wiederholen. Bei der letzten Wiederholung in der Stellung eine Zeitlang mit NORMALER ATMUNG verbleiben.
  Entspannen.

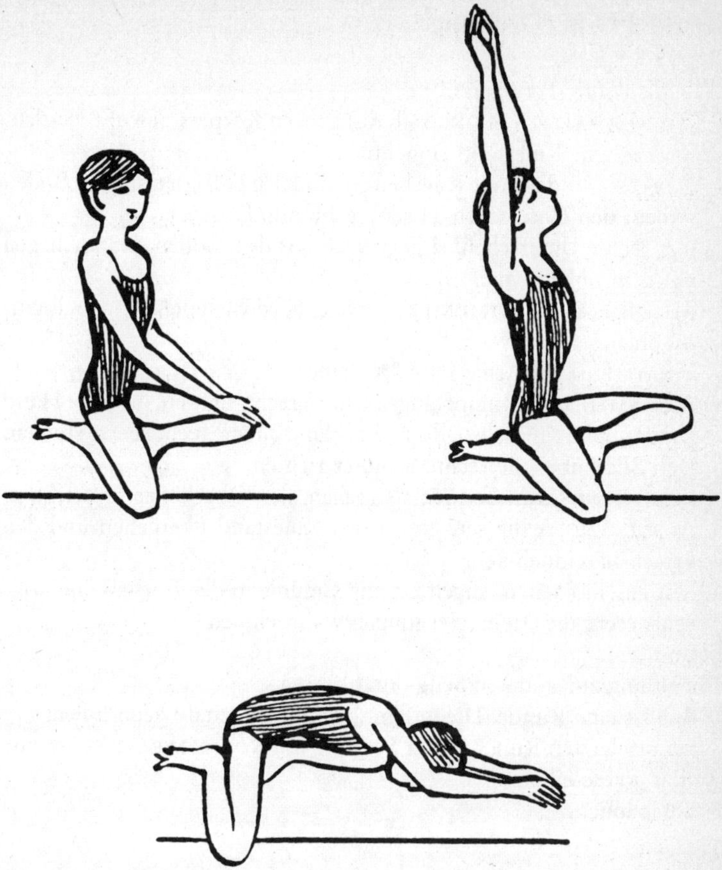

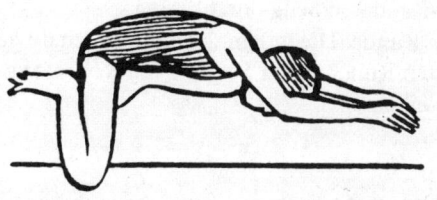

Besondere Wirkungen:
Dehnt die Hüft-, Lenden- und die ganze Rückenmuskulatur.
Stimuliert alle Organe in der Bauchhöhle.
Durchblutet das Gehirn, die Gesichtshaut und alle Sinnesorgane im Kopf.

KATIASAN (Drehung)

Grundstellung: Fersensitz.
- Mit NORMALER ATMUNG sich des ganzen Körpers bewußt werden.
- EINATMEND Kniestand einnehmen.
- AUSATMEND das linke Knie beugen und den Fuß vorn auf den Boden
  stellen, den Unterschenkel senkrecht zum Boden.
  Der rechte Unterschenkel liegt flach auf dem Boden, Hände liegen
  auf dem linken Knie.
- MIT NORMALER ATMUNG das Gleichgewicht halten und sich ent-
  spannen.
- EINATMEND die Arme seitwärts heben.
- AUSATMEND den Rumpf langsam nach rechts drehen, die linke Hand
  auf das linke Knie legen, die rechte Hand auf die rechte Ferse stützen.
- Den Blick über die rechte Schulter richten.
- EINATMEND Arme seitwärts strecken, den Oberkörper aufrichten.
- AUSATMEND Arme senken, in den Kniestand übergehen und den
  Fersensitz einnehmen.
- Mit geschlossenen Augen auf die Gefühle in der Wirbelsäule kon-
  zentrieren, die Atembewegungen wahrnehmen.

Die Übung zur anderen Seite durchführen.
Das ist eine Runde. Die gesamte Übung 2–4mal wiederholen.
Bei der letzten Runde in der Stellung mit NORMALER ATMUNG eine
Zeitlang verbleiben.
Entspannen.

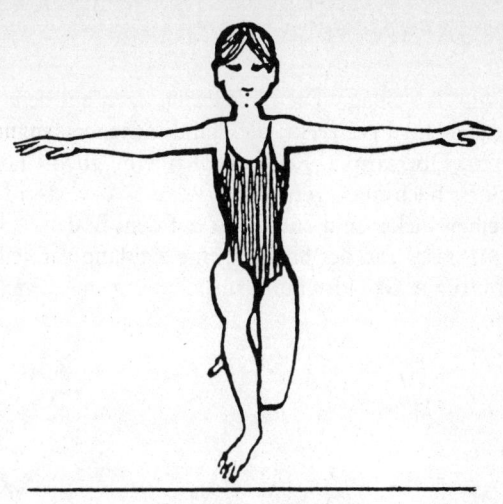

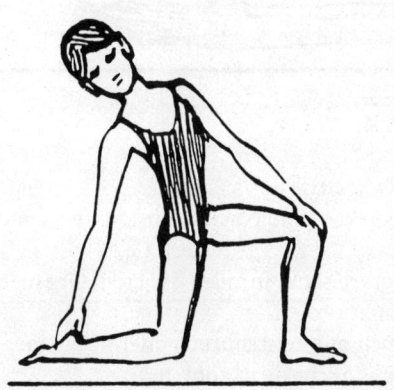

Besondere Wirkungen:
Fördert die Beweglichkeit der Wirbelsäule.
Verbessert das Gleichgewicht und wirkt beruhigend auf das Nerven-
system.

BHUJANGASAN (Kobra) – Variation

Grundstellung: Bauchlage. Die Füße liegen flach auf dem Boden, die Arme sind nach vorn gestreckt, die Handflächen zusammen.

– EINATMEND Oberkörper, Kopf und Arme möglichst hochheben.
 Der Blick ist nach oben gerichtet.
 Beine bleiben locker und entspannt auf dem Boden.
– ATEM ANHALTEND in der Stellung eine Zeitlang verbleiben.
– AUSATMEND zur Grundstellung zurückkommen.
Entspannen.

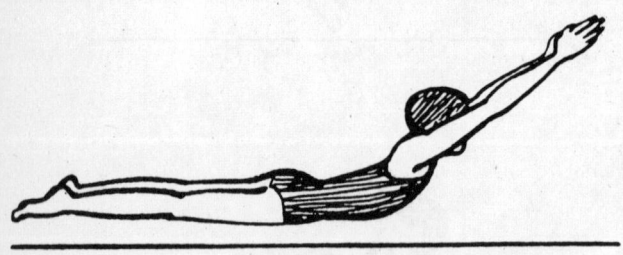

Besondere Wirkungen:
Stärkt die tiefe Rücken- und Nackenmuskulatur, wirkt auf Nieren und Leber.
Fördert den Blutkreislauf in allen inneren Organen und stimuliert dadurch ihre Funktion.
Achtung! Personen mit Leistenbruch oder nach einer Bauchoperation sollen diese Übung nicht durchführen.

YOGA MUDRA – Variation

Grundstellung: Fersensitz.
- Mit NORMALER ATMUNG sich des ganzen Körpers und Atems bewußt werden.
- EINATMEND sich aus der Taille möglichst hoch hinaufziehen, den Oberkörper gerade halten und die Fäuste mit dem Daumen nach innen in die Leisten legen.
- AUSATMEND mit geradem Rücken von den Hüftgelenken aus nach vorn beugen, bis die Stirn den Boden berührt.
Das Gesäß stets auf den Fersen halten.
- In der Stellung eine Zeitlang mit NORMALER ATMUNG verbleiben, den Rücken und die Schultern bewußt lockern.
- EINATMEND langsam mit geradem Rücken (Kopf, Nacken und Rücken immer in einer Linie) hochkommen.
- AUSATMEND die Grundstellung einnehmen.
Die Übung 2–4mal wiederholen.
   Zum Schluß in der Stellung eine Zeitlang verbleiben und durch tiefe Atmung die Massage der inneren Organe in der Bauchhöhle intensivieren.

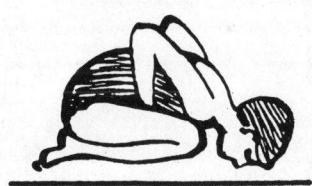

Besondere Wirkungen:
Die Rückenmuskulatur wird entspannt.
Die Atembewegungen massieren intensiv alle inneren Organe in der Bauchhöhle, stimulieren ihre Funktion, wirken günstig gegen Verstopfung.
Intensive Durchblutung des Kopfes wirkt günstig auf das Gehirn, alle Sinnesorgane im Kopf und auf die Haut im Gesicht.
Wirkt beruhigend auf die Nerven und die Psyche.
Achtung! Bei hohem Blutdruck und Neigung zu Schwindel diese Übung nicht durchführen!

SARVANGASAN – Variation

Grundstellung: Rückenlage.
- Sarvangasan einnehmen und sich in dieser Stellung eine Zeitlang entspannen.
- Knie beugen und die Unterschenkel ganz locker hängen lassen. Die Oberschenkel sind aufrecht, die Wirbelsäule gerade.
- In der Stellung eine Zeitlang mit NORMALER ATMUNG verbleiben.
- Beine ausstrecken und zu Sarvangasan zurückkommen.
- Grundstellung einnehmen.
MATSYASAN (Fisch) als Gegenstellung durchführen.
Entspannen.

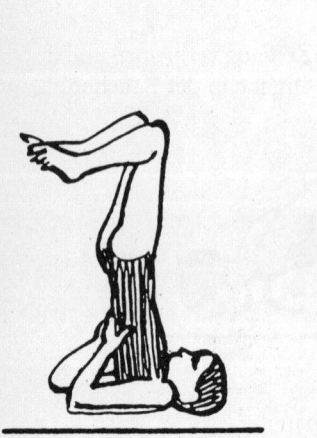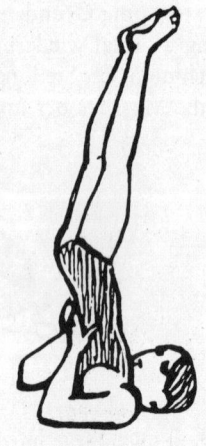

Besondere Wirkungen:
Erhöht alle günstigen Wirkungen der Sarvangasan einschließlich der Wirkung auf die Schilddrüse, das Herz und den Blutkreislauf. Erleichtert die Rückkehr des Blutes aus den Beinen und wirkt deshalb günstig gegen Krampfadern und Hämorrhoiden.

VIRASAN – Variation

Grundstellung: Fersensitz.

– Die Hocke auf den Zehenspitzen einnehmen. Beine sind geschlossen, der Oberkörper aufrecht. Die Hände liegen auf den Knien, das Gesäß ist auf den Fersen.

– Eine Zeitlang mit geschlossenen Augen das Gleichgewicht auf den Zehenspitzen halten, NORMALE ATMUNG.

– Hände vor der Brust falten, mit geschlossenen Augen in der Stellung eine Zeitlang das Gleichgewicht halten. NORMALE ATMUNG.

– Mit offenen Augen die gefalteten Hände über den Kopf heben, Arme sind nach oben gestreckt und leicht nach hinten gedrückt.
Augen schließen und mit NORMALER ATMUNG die Stellung halten.

– Hände auf die Knie legen, Fersensitz einnehmen.
Die Übung 2–4mal wiederholen.
Entspannen.

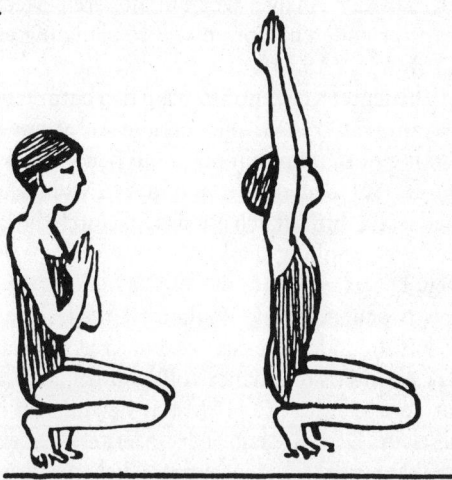

Besondere Wirkungen:
Streckt die gesamte Wirbelsäule, dehnt die Bauchmuskeln und regt die Verdauung an. Dehnt und kräftigt die Fußmuskulatur und wirkt dabei auch gegen Plattfüße. Stärkt das Zwerchfell und dadurch die Bauchatmung. Als Gleichgewichtsübung beruhigt sie das Nervensystem und stärkt die Konzentrationsfähigkeit.

Ujjayi-Pranayama

UJJAYI-Pranayama bedeutet Konzentration auf den Atemvorgang im Kehlkopf und auf das Atemgeräusch, das dabei im Kehlkopf erzeugt wird. Der Kehlkopf wird verengt, so daß die Luft beim Durchstreichen ein leichtes Rauschen erzeugt, wie es auch bei der Atmung im Tiefschlaf auftritt.

UJJAYI-Pranayama ist eine der wichtigsten und fortgeschrittensten Atemtechniken. Sie wird im Kriya-Yoga[1] und in den höheren Stufen der Meditation angewendet. Es gibt nur wenige andere Meditationswege, durch die man ins Samadhi kommen kann. In allen Yoga-Schriften steht, daß der einzige Weg zur höheren Meditation, zum Samadhi oder – mit anderen Worten – zur Erlangung eines höheren Bewußtseins, SAHAJ SVAS ist.

SAHAJ SVAS bedeutet Konzentration auf den natürlichen Atemvorgang mit dem Mantra SO HAM. Die Ein- und Ausatmung wirkt dabei als ein Ruf an das Selbst. Man nimmt damit den Kontakt mit seinem inneren Selbst auf. ›SO‹ bedeutet ›das‹ und ›HAM‹ bedeutet ›ich‹: Ich bin das, ich bin das, das bin ich, ich bin das … Durch die langsame und kontinuierliche Wiederholung dieses Mantras wird der Atem immer tiefer und tiefer. Die zwei Worte SO HAM bilden eine Kette, einen Kreis. Ein Kreis bedeutet immer Vollkommenheit. Jede gerade oder gebogene Linie hat ein Ende, eine Grenze. Ein Kreis oder ein Zyklus hat keine Grenze, er ist endlos und daher vollkommen. So bringt UJJAYI-Pranayama mit dem Mantra SO HAM das Bewußtsein ins Vollkommenheitsbewußtsein. Deshalb sagt jeder Meister, der einem Schüler eine besondere Technik gibt: »Konzentriere dich auf deinen normalen Atem mit deinem Mantra oder mit SO HAM. Das führt direkt ins AJAPA[2].«

Durch die Durchführung von UJJAYI-Pranayama schalten sich viele Funktionen im Körper aus. Man erreicht schließlich einen Punkt, an

1 Kriya-Yoga: Geheimlehre des Raja-Yoga
2 AJAPA: spontane Wiederholung eines Mantras

dem man glaubt, man atme nicht mehr. Wenn man das bemerkt, bekommt man natürlich Angst, weil man nicht mehr weiß, ob man nun nicht mehr geatmet hat oder doch. Durch diese Technik wird der Körper als Ganzes mit Sauerstoff versorgt, auch wenn man nicht durch Mund oder Nase atmet. Es ist schließlich nicht wichtig, wie und ob man atmet, sondern nur, daß der Körper lebendig bleibt und ausreichend versorgt wird. Das ist die erste Voraussetzung für die Erlangung von Samadhi, denn im Samadhi schaltet sich der Atem fast total aus, ohne daß dem Körper dadurch irgendein Schaden erwächst.

Es gibt zwei Arten des Samadhi: Savikalpa und Nirvikalpa. Im Savikalpa atmet man weiter. Es ist ein tiefer Meditationszustand, nahe dem höchsten Bewußtsein. Im Nirvikalpa Samadhi ist man im Zustand des höchsten Bewußtseins, wo das Selbst voll mit Licht, Vibration und Prana (Lebensvitalität) ist. Man atmet dabei nur ganz unmerklich. Das individuelle Selbst ist in diesem Zustand mit beidem verbunden, mit der materiellen und mit der höchsten Welt. So wie ein Fluß, der ins Meer fließt, zugleich mit dem Land und mit dem Ozean verbunden ist, so fließen im Samadhi alle Gedanken, Taten und Worte automatisch zum Höchsten, obwohl man weiter auf der Erde und im Körper lebt. In diesem höchsten Bewußtseinszustand kommt man zu dem Punkt der vollkommenen Einheit, wo Wissender, Wissen und Objekt des Wissens sich vereinigen.

Die zweite Wirkung von UJJAYI ist die Entgiftung des Körpers. Wenn man Verdauungsprobleme hat oder sich unrein fühlt, soll man UJJAYI-Pranayama üben.

Es gibt eine Geschichte, die die starke Wirkung des UJJAYI-Pranayama zeigt. Sie handelt von den Devas und den Raksasas. Devas sind reine, göttliche und positive Wesen; Raksasas sind unreine, dämonische und negative Wesen. Eines Tages wollten sowohl die Devas als auch die Raksasas aus dem Ozean Nektar für sich gewinnen. Um das zu erreichen, wickelten sie eine lange Schlange um einen Felsblock. Die Devas zogen an einem Ende der Schlange an, die Raksasas an dem anderen. Durch die so entwickelte Reibung drehte sich der Fels und erzeugte einen Sog, der aus dem Ozean den Nektar herauszog. Dabei spuckte die Schlange jedoch auch ihr ganzes Gift aus und weder die Devas noch die Raksasas wußten einen Rat, wie sie dieses Gift, das stark genug war, um die ganze Welt zu vernichten, wieder loswerden sollten. So beschlossen sie in den Himalaya zu Gott

Shiva zu gehen. Shiva bedeutet Bewußtsein, Güte, Gnade und Reinheit. Jeder kann mit seinen Problemen zu ihm gehen und in seiner Barmherzigkeit nimmt er alle auf sich. Er nimmt alle Karmas, alle Schuld und alle Schwierigkeiten auf sich und schenkt dafür Freiheit und Glück. Als nun die Devas und Raksasas mit ihrem Problem zu ihm kamen, hielt ihnen Shiva seine Schale hin und hieß sie, das Gift hineinzugießen. Er nahm das Gift und trank es aus. Da aber jede Sache ihre eigene, ihr innewohnende Natur besitzt (Feuer brennt, Eis kühlt, etc.), so war auch der Körper Shivas wie jeder andere materielle Körper den Naturgesetzen unterworfen und der tödlichen Wirkung des Giftes ausgeliefert. Doch Shiva bedeutet auch Yogendra, der Gott und König der Yogis. Shiva war selbst Yogi und von ihm stammt die Yoga-Philosophie. So wandte er zur Bekämpfung des Giftes die Technik des UJJAYI-Pranayama an, und zwar in Verbindung mit JALANDHAR BANDHA (Kinnverschluß). Durch JALANDHAR BANDHA hielt er das Gift in der Kehle fest, so daß es sich nicht im Körper ausbreiten konnte, und durch UJJAYI-Pranayama entgiftete und reinigte er alles wieder. Dabei wurde jedoch sein Hals durch die Wirkung des Giftes ganz blau. Deshalb trägt Shiva auch den Beinamen NILKANT (NIL = blau, KANT = Hals). Wegen seiner blauen Federn am Hals wird in Indien auch der Pfau als Nationalvogel, als Symbol Shivas und der Yogis verehrt und als Verehrung für Shiva und Yoga trug Gott Krishna auf seinem Kopf einen Schmuck aus Pfauenfedern. So lehrt uns Shiva, wie man durch die Atmung alles entgiften kann.

UJJAYI-Pranayama kann man auch in Verbindung mit KHECHARI MUDRA durchführen. Dabei schiebt man seine Zunge möglichst weit nach hinten in den Rachen bis zum Kehlkopf. Durch dieses Mudra kann man auch den Nektar, der ununterbrochen aus unserem BINDU-CHAKRA von unserem Scheitel herabtropft, auffangen und im ganzen Körper verteilen.

BINDU bedeutet Null, Kreis oder Tropfen. Es symbolisiert den Vollmond, von dem Krishna in der Bhagavad Gita sagt: »In die Früchte komme ich als Nektar vom Mond.« So tropft auch fortwährend vom BINDU CHAKRA der göttliche Nektar. Normalerweise geht er jedoch direkt ins MANIPUR CHAKRA, wo er sofort verbrannt wird. Deshalb versuchen die Yogis diesen Nektar durch UJJAYI-Pranayama und KHECHARI MUDRA mit der Zunge im Hals aufzufangen. Dadurch wird der Nektar mit Speichel vermischt und so im ganzen Körper verteilt. So kann man als Yogi wirklich sozusagen »von der Luft leben«, weil man immer mit göttlichem Nektar versorgt wird.

Eine weitere Wirkung von KHECHARI MUDRA ist, daß es die Austrocknung des Halses, die bei der längeren Durchführung von UJJAYI-Pranayama auftritt, verhindert, da durch die Zunge immer etwas Feuchtigkeit zugeführt wird.

UJJAYI-Pranayama hat auch eine normalisierende Wirkung auf hohen Blutdruck. Wenn man es durchführt, erholt man sich schneller von schlechter Luft oder von schlechtem Essen. Eine noch stärkere entgiftende Wirkung ergibt sich, wenn man durch die Nase ein- und durch den Mund ausatmet. Das nennt man BHUJANGINI Pranayam (BHUJANG heißt Schlange). Die Schlange schluckt ihre Beute im Ganzen hinunter und atmet dann auf diese Weise, um besser verdauen zu können. Man atmet so auch mehr Kohlendioxid aus.

UJJAYI-Pranayama in Verbindung mit MULA BANDHA und ASH-VINI MUDRA durchgeführt, ist ein unfehlbares Mittel gegen Depression und Nervosität. Man beruhigt sich, findet sich selbst wieder und erholt sich schnell von allen negativen Stimmungen.

ASHVINI MUDRA bedeutet mehrmaliges Zusammenziehen und Lockerlassen der Aftermuskeln. ASHVA heißt Pferd und es ist das Bild von einem Pferd, das nach dem Ablegen eines Pferdeapfels seinen After mehrmals zusammenzieht und wieder entspannt.

MULA BANDHA bedeutet ebenfalls Zusammenziehen der After-muskeln, jedoch soll diese Stellung längere Zeit hindurch eingehalten werden. Richtig durchgeführt, bedeutet MULA BANDHA das Vermö-gen, dabei kontinuierliche Energiewellen die ganze Wirbelsäule hinauf-steigen zu lassen. Diese Gefühle längere Zeit hindurch zu halten, ist jedoch sehr schwierig und erst nach jahrelanger Übung zu erreichen. Man kann sich aber mit ASHVINI MUDRA helfen, das Aufsteigen dieser elektrischen Vibrationen und Energien, die sehr freudige und glückselige Gefühle erzeugen, kontinuierlich zu produzieren.

UJJAYI-Pranayama in Verbindung mit ASHVINI MUDRA vertreibt innerhalb weniger Minuten alle negativen Gedanken, Gefühle und Depressionen.

Zusammenfassung

UJJAYI-Pranayama beruhigt die Nerven, erweckt die inneren Kräfte, bringt zum Samadhi, vertieft die Meditation, entgiftet den Körper, fängt den Nektar vom Bindhu Chakra auf und erweckt das Vishuddhi Chakra (wörtliche Bedeutung von Vish-Suddhi = Gift-Reinigung).

UJJAYI-Pranayama wird auch SAHAJ oder AJAPA-Pranayama (automatische Atemtechnik) genannt. Es ist die letzte und höchste Stufe, die ein Yogi erreichen kann. Im Tiefschlaf tritt diese Art der Atmung von selbst in natürlicher Weise auf; es ist jedoch wichtig, sie auch im Wachen und voll bewußt durchzuführen, um ihre Wirkung zu entfalten.

Durch UJJAYI-Pranayama werden alle Gedanken, Vorstellungen, Imaginationen und die ganze Maya ausgeschaltet, und man ruht ganz in seinem inneren Selbst.

UJJAYI-Pranayama soll nach den Kriya-Übungen durchgeführt werden, am besten 3mal täglich, früh, mittags und abends.

UJJAYI

Grundstellung: Siddhasan, Padmasan oder Vajrasan.
Das Gesicht ist ganz entspannt.

Lippen und Zähne berühren sich nur leicht, die Zunge möglichst weit nach hinten umgebogen und nach oben in die Richtung zum weichen Gaumen gedrückt (so daß die eingeatmete Luft von der Zunge befeuchtet wird und die Kehle nicht austrocknet).

Falls man sich bei der Übung nach einiger Zeit unbequem fühlt, kann man die Zunge zurückkommen und eine Zeitlang entspannen lassen.

Die Stimmbänder während der ganzen Übung leicht zusammenziehen, so daß der Klang dem Atem im tiefen Schlaf ähnlich ist; bei der Einatmung ist er ein bißchen höher als bei der Ausatmung.

Den Luftstrom in der Kehle (nicht in der Nase) wahrnehmen.

- EINATMEND im Geiste die Silbe SO sagen und dem Luftstrom bewußt vom Nabel zu der Kehle folgen.
- AUSATMEND im Geist die Silbe HAM sagen und dem Luftstrom bewußt von der Kehle zum Nabel folgen.

15mal ein- und ausatmen, dann 3 Minuten normal atmen.
Das ist eine Runde.
Die gesamte Übung 3–5mal wiederholen.

Meditationsvorbereitung

Zur Meditation soll man sich bequem, gerade und entspannt auf den Boden setzen. Die Sitzposition ist unwichtig, sie soll angenehm und bequem sein, so daß man sie während der Dauer der Meditation, ohne sich zu bewegen, einhalten kann. Wichtig ist nur, daß man aufrecht und mit geradem Rücken sitzt.

Dann nimmt man sein Mala in die Hand und beginnt, sein Mantra zu wiederholen. (Wer kein Mantra hat, kann OM SOHAM oder OM GURU DEEP NAMAHA nehmen.) Die Hände werden im CHIN MUDRA auf die Oberschenkel gelegt (Daumen und Zeigefinger berühren einander). Die Handflächen können entweder nach oben gerichtet sein oder nach unten gewendet auf den Oberschenkeln liegen – so wie man es am bequemsten empfindet.

Bei der Meditation ist es sehr wichtig, daß man sich wohl fühlt und nicht durch Verspannungen und Schmerzen abgelenkt wird. Man schließt die Augen und öffnet sie erst am Ende der Meditation wieder.

Wenn du diese Meditationshaltung eingenommen hast, beginne dich geistig auf deine Meditation vorzubereiten.

– OM – Singen
Singe zu Beginn 3mal OM. Konzentriere dich dabei auf drei Dinge:
1. Wie das Wort OM vom Nabel (Para) bis zum Kopf (Sahasrar) hochsteigt. (Para ist der Sitz des Wortes im Nabel.)
2. Wie die OM-Schwingung dann vom Sahasrar aus durch den ganzen Körper geht, so wie Lichtstrahlen, die vom Kopf ausgehen und in den ganzen Körper strahlen.
3. Wie der OM-Klang sich beim Singen im ganzen Raum ausbreitet und ihn erfüllt.

Das OM-Singen soll auf Körper und Geist als eine Entspannungsvibration wirken. Die Gedanken werden dabei von den weltlichen Dingen zurückgezogen und der Geist so auf die Meditation vorbereitet. Der OM-Klang reinigt die Umgebung und er beschützt dich in allen Ebenen, in jedem Bereich, in den du dein Bewußtsein ausdehnst. Er bildet einen Schutzmantel für deine ganze Existenz, für Körper, Geist und Seele. OM hilft dir, weiterzukommen und begleitet dich überall. Mit diesen Gedanken und Gefühlen sollst du OM singen.

– Konzentration auf den Körper und den Atemvorgang.
Nach dem OM-Singen konzentriere dich kurz auf deinen Körper. Entspanne deinen ganzen Körper und sei dir deines Daseins ganz bewußt – körperlich, geistig und seelisch. Dein Körper ist ganz bewegungslos wie eine Statue. Du weißt, daß sich eine Statue nicht bewegen kann, und so soll während der Meditation dein Körper auch völlig bewegungslos sein. Der einzige Unterschied zwischen dir und einer Statue ist, daß du lebendig bist, daß du atmest.

Sei dir deines Mantras bewußt. Eine Meditation ohne Mantra wird JARDH-Meditation genannt; sie ist wie eine Statue, ohne Leben und ohne Seele. Meditation mit Mantra ist kreativ, sie ist lebendig.

Fühle in deinem Herzen Dankbarkeit. Sei Gott dankbar, daß du hier sein kannst und dich auf deine spirituelle Reise vorbereiten kannst, um auf deinem Weg weiterzukommen. Sei dankbar für Gottes Gnade, daß du Zeit hast, an Ihn zu denken und daß du Seine Anwesenheit spüren kannst.

Spüre nun deinen Atem und deinen Körper zusammen. Dein Atem fließt ganz normal und natürlich. Der größte Teil unseres Lebens ist Atmen. Jeder Atemzug ist eine Verbindung zwischen Kosmos und Materie, zwischen Bewußtsein und Körper, zwischen Jivatma und Paramatma – zwischen Gott und dir. Beim Einatmen geht diese Verbindung von Ihm zu dir; beim Ausatmen geht sie von dir zu Ihm.

– SAHAJ SVAS und SHUMARAN
Spüre die Ausdehnung und Zusammenziehung deines Körpers beim Atmen – SAHAJ SVAS – der normale Atem. Merke dir zwei Dinge: SAHAJ SVAS und SHUMARAN. Sie sind die beiden Flügel deiner Seele, mit denen sie in den Kosmos fliegen kann. SHUMARAN bedeutet die ständige Wiederholung des Mantras und SAHAJ SVAS ist der normale Atem.

Sei dir deines Mantras bewußt. Durch dein Mantra werden alle deine Vrittis (Gedankenwellen) und deine Antahkarana (Mana, Buddhi, Chitta und Ahamkara – Geist, Verstand, Bewußtsein und Ego) gereinigt. Das Mantra beschützt dich immer auf deinem Weg. Es reinigt alle

Hindernisse und gibt deinem inneren Selbst die Kraft, sich mit dem Höchsten zu vereinigen.

Dein Atem geht natürlich und hört nie auf, auch wenn du dir deines Atmens nicht bewußt bist. So geht bei einem Yogi das Mantra immer mit. Du mußt so weit kommen, daß dein Mantra in deinem Geist immer mitgeht, ob du dir dessen bewußt bist oder nicht. Ohne Atmung gibt es kein Leben – und ohne Mantra keine Meditation und keinen Fortschritt. (Wenn dein Mantra zu lang ist, kannst du auch das Mantra OM GURU DEEP verwenden.)

Dein Atem ist göttlich, er ist Prana oder Leben. Sei dir der göttlichen Anwesenheit im Raum in der Form von Prana bewußt. Prana, göttliche Kraft und Energie, fließt ständig durch den ganzen Körper – es strömt darin ein und aus. Spüre dieses Prana auf deiner Haut als eine feine Vibration.

Meditation I

Komme nun in deinen inneren Raum. Dein innerer Raum ist die Räumlichkeit, die du mit geschlossenen Augen vor dir siehst. Es ist ein dunkler Raum, vielleicht ein wenig erhellt oder farbig, der Raum deines inneren Bewußtseins (Chidakash).

Zwinge dich zu nichts – du siehst einfach einen dunklen Vorhang vor dir. Beobachte diesen Raum mit Sahaj Svas und Shumaran. Es ändert sich vielleicht das Licht in deinem inneren Raum, vielleicht kommen Wolken, Lichtpunkte oder -wellen, verschiedene Farben und Muster.

Du bist ganz bewegungslos, entspannt und glücklich – und du beobachtest deine innere Welt. Laß alle deine inneren Gefühle und Gedanken frei. Beobachte nur.

Nun mach einen Versuch, dir vorzustellen, daß du in einem Raum sitzt, und in etwa einem Meter Entfernung vor dir steht eine brennende Kerze. Der ganze Raum ist mit einer wunderschönen, harmonischen Atmosphäre erfüllt. Du siehst dich selbst, wie du vor der Kerze sitzt.

Du siehst deinen eigenen Körper in deinem inneren Raum. Du siehst deine Haare, dein Gesicht, deine Ohren, deine Nase, deine Augen, die Augenlider, Schultern, Hände..., deinen ganzen Körper, wie er wirklich aussieht. Du sitzt ganz friedvoll und entspannt in Meditationsstellung da.

Wenn dir das nicht gelingt, so bleibe einfach in deinem inneren Raum; beobachte ihn. Beobachte deine Gedanken und Gefühle und sei dir immer Sahaj Svas und Shumarans bewußt. Versuche nach einiger Zeit wieder, dir die Kerze vor dir vorzustellen – wie sie auf einem kleinen Tisch vor dir steht und ein wunderschönes, weiches Licht im ganzen Raum verbreitet. Die Flamme brennt ganz still und ruhig, so wie auch dein Körper ganz bewegungslos ist. Du siehst dich in deinem Yogagewand sitzen. Du kannst dich von allen Seiten sehen – von hinten, von der Seite und von vorn.

Versuche nun, in deinem inneren Raum deine Ruhe zu finden und sieh ihn ganz vom Licht erfüllt. Ohne Vorstellung und Imagination, sieh einfach das Licht, das vor dir ist.

Du möchtest in diesem Moment alle deine Gefühle und Gedanken deiner spirituellen Entwicklung und Gott widmen. Laß alles kommen – Gedanken, Visionen, Gefühle. Wehre nichts ab und zwinge dich zu nichts. Sieh alles so, als ob vor dir auf einer Leinwand ein Film ablaufen würde. So sitze in deinem inneren Raum und beobachte nur. Shumaran und Sahaj Svas sind immer in deinem Bewußtsein verankert.

Du spürst die göttliche Anwesenheit als Prana in diesem Raum. Prana berührt ständig deine Haut. Du weißt ganz bestimmt: das ist der Zustand, das sind die Gefühle, die dich zur Erleuchtung und Befreiung führen. Diese Meditation führt dich zu Gott, zur Selbsterkenntnis.

Fühle in deinem Herzen Bhakti – Verzeihung, Gnade und Liebe für alle Lebewesen. Laß diese Gefühle aus deinem Herzen strömen. Du möchtest, solange du lebst, alles für alle Lebewesen hingeben.

Sage im Geist die Mantras: VISHWA PRANI MERI ATMA HE. PRANI MATRA MERI ATMA HE. AHIMSA PARAMO DHARMA. Meine Seele ist in allen Lebewesen. Alle Lebewesen sind in meiner Seele. Liebe und Verzeihung für alle Lebewesen. Laß dich durch diese Gefühle hochheben. Laß dich lösen. Empfinde diese glücklichen Gefühle für alle Lebewesen, für deine Familie, deine Verwandten und Freunde. Sage im Geist dein eigenes persönliches Gebet zu Gott, zu Paramatma, Ishvara, Brahma[1], Christus, Mahaprabhuji – zu dem, an den du glaubst, dem dein Herz gehört. Mit diesen Gedanken lasse den OM-Klang, der dich beschützt hat, sich wieder in den Kosmos lösen und sende deine guten Gedanken in das Universum hinaus.

Singe 3mal OM und singe dann das Mantra:

NAHAM KARATA, PRABHU DEEP KARATA, MAHAPRABHU DEEP KARATA HI KEVALAM. OM SHANTI, SHANTI, SHANTI.

(Ich bin es nicht, der handelt. Prabhu Deep ist es, der handelt. Mahaprabhu Deep ist es allein, der handelt. OM, Friede, Friede, Friede.)

Reibe deine Handflächen aneinander, lege sie über die Augen und wärme deine Augenlider und Gesichtsmuskeln. Falte dann die Hände zusammen und verbeuge dich vor Mahaprabhuji. Danke ihm für diese Meditation und für die Zeit, die du in seiner Nähe verbringen durftest. Dann öffne die Augen.

---

1 Paramatma = universelles Selbst, das Absolute; Ishvara = das höchste Selbst, unpersönlicher Gott; Brahma = einer der göttlichen Dreiheit.

Meditation II

Spüre die innere Führung Mahaprabhujis und deines inneren Selbst. Tauche tief ein in dein inneres Selbst. Du kannst es im Kopf, im Augenbrauenzentrum (Ajna Chakra), im Kehlkopf (Vishuddhi Chakra), im Herzzentrum (Anahat Chakra) oder im Nabelzentrum (Manipur Chakra) fühlen. Gehe dorthin, wo du es am besten spüren kannst. Laß dich dabei von deinem inneren Selbst führen.

Laß nun deinen inneren Raum sich nach außen ausdehnen. Der innere Raum ist wie Akasha, der Himmel – endlos, unbegrenzt und unabhängig von der Zeit. Laß dein Selbst in andere Ebenen kommen, in den Raum, den du jetzt vor dir siehst.

Du kommst in eine Landschaft mit sehr wenig Vegetation. Weit entfernt am Horizont erblickst du einen kleinen Hügel, und auf diesem Hügel steht ein riesengroßer Tempel. Du gehst barfuß auf diesen Tempel zu, oder du schwebst zu ihm. Spüre, daß du auf diesem Weg nicht allein bist, jemand führt dich.

Die Landschaft, die dich umgibt, ist ganz eben und leer, fast wie eine Wüste. Auf dem Boden liegen kleine Steine. Es ist heller Tag, der Himmel ist dunkelblau. Und vor dir steht ein riesiger, wunderschöner Tempel aus weißem Marmor. Der Tempel hat in jede der vier Himmelsrichtungen eine Terrasse und er hat einen großen und langen Stiegenaufgang mit sehr hohen Stufen. Du gehst auf dem Boden oder schwebst in der Luft und siehst diesen Tempel vor dir.

Jetzt erscheint ein zweites Bild. Du siehst dich selbst, wie du die Stufen zu dem Tempel hinaufkletterst und hineingehst.

Der Tempel ist innen ganz leer. Er wartet nur auf dich. Er wird so sein, wie du es möchtest. Berühre mit deinen Händen und Füßen die Marmorsteine. Fühle, wie kühl sie im Schatten und wie warm sie in der Sonne sind. Der Himmel verändert nun sein Licht – es wird ganz seltsam und mysteriös. Aus allen Richtungen hörst du dein Mantra singen, es klingt so, als würdest du begrüßt.

Mache nun den ersten Schritt in den Tempel hinein. Tritt durch die Türe ein. Auch jetzt begleitet dich jemand. Dies ist der Tempel deiner geistigen Gestalt. Er ist die Werkstatt, in der du geistig arbeiten kannst.

Du bist der Herr dieses Tempels. Du kannst ihn so einrichten, wie du es willst.

Du kannst dir einen Altar vorstellen. Schmücke ihn mit Blumen, Kerzen, Räucherstäbchen – wie du es willst. Auf diesen Altar kannst du ein Bild von Mahaprabhuji, von Vishnu, Shiva, Krishna, Christus oder Buddha stellen – nimm das Bild dessen, an den du glaubst und dem dein Herz gehört. Du kannst den Altar aber auch ganz leer lassen – vielleicht nur mit einem Licht oder mit Blumen geschmückt – und du fühlst die Anwesenheit von göttlicher Kraft und Liebe, von göttlichem Licht und Frieden in deinem Tempel. – Mache es so, wie du willst.

Gehe nun in dem Tempel herum. Nach jeder Seite öffnet sich ein Tor, durch das du den Himmel sehen kannst. An jeder Tür hat der Himmel eine andere Farbe, eine andere Dimension. Auf einer Seite ist er strahlend blau, auf der anderen ganz dunkel. Eine Seite ist orange und eine orange und blau. Von dem Tempel strahlen nach allen Richtungen Lichtblitze, Schwingungen, Strahlen und Klänge aus. Du befindest dich in der Mitte des Tempels.

Alle diese Schwingungen, Blitze, schönen Erscheinungen und Gefühle strahlen von deinem eigenen Selbst aus.

Laß dich ganz lösen. Deine Gestalt ist wie eine Lichtkugel, wie ein großer glänzender Diamant. Du bist nicht mehr nur ein kleiner Funke im Kosmos, sondern ein Teil des Kosmos selbst. Laß das Licht weiter ausstrahlen. Laß deine guten Wünsche und Gedanken auf das irdische Leben, auf alle Lebewesen herunterstrahlen. Versuche, dir gleichzeitig aller Richtungen bewußt zu sein.

Fühle die Vereinigung mit dem Höchsten. Alles löst sich, auch der Tempel. Du befindest dich nun in einer ganz anderen Dimension. Das Licht wird heller und strahlt wie Silberglanz. Der ganze Kosmos atmet. Du spürst die Ausdehnung und das Zusammenziehen des Kosmos. Es gibt keine Form und keine Gestalt. Es gibt nur Eins, Ganzheit.

Verweile dort, eins mit Brahman, eins mit dem Höchsten. Ohne Gestalt und Individualität siehst du alle deine früheren Wanderungen, alle deine vielen Leben. Du fühlst weder Schmerzen noch Leid, du siehst einfach Maya. Maya ist Veränderung, doch jetzt bist du in Brahmaloka – eins mit der Kosmischen Seele, mit dem Höchsten. Alle Lebewesen sind die Blutzellen deines Körpers oder Zellen der Kosmischen Seele, des Höchsten. Alle Planeten oder Dimensionen sind wie deine Drüsen. Spüre Einheit in allem.

Gehe nun wieder in eine andere Dimension. Die Farben um dich ändern sich. Sie werden orange, blau, gelb, grün und rot. Sieh deinen Körper, deine Gestalt vom Himmel herunterkommen und wie einen Engel auf der Erde landen.

Du bist wieder in deinem Raum, auf der Erde. Du bist glücklich und fühlst dich ganz rein, ganz entspannt und voll spiritueller Kraft. Spüre den Segen Mahaprabhujis und danke Ihm, daß du für eine kleine Weile mit Ihm sein konntest.

Singe 3mal OM und singe dann das Mantra:

NAHAM KARATA. PRABHU DEEP KARATA. MAHAPRABHU DEEP KARATA HI KEVALAM. OM SHANTI, SHANTI, SHANTI.

Ich bin es nicht, der handelt. Prabhu Deep ist es, der handelt. Mahaprabhu Deep ist es allein, der handelt. OM, Friede, Friede, Friede.

Reibe deine Handflächen aneinander, lege sie über die Augen und wärme deine Augenlider und Gesichtsmuskeln. Falte dann die Hände zusammen und verbeuge dich in Liebe und Dankbarkeit vor Mahaprabhuji.

Dann öffne die Augen.

8. Stufe

Nun stehst du vor der letzten und höchsten Stufe der Asanas – den Übungen im Padmasan oder Lotussitz. Der Lotussitz gilt im Yoga als »königliches« oder höchstes Asana.

Warum ist gerade Padmasan so wirkungsvoll? Es ist die einzige Sitzhaltung, bei der die Wirbelsäule ganz aufgerichtet ist und dadurch die Lungen völlig frei für die Atmung sind. Vor allem aber öffnen sich die entlang der Wirbelsäule angeordneten Chakras, das sind psychische Energiezentren, die auch im Körper als Nervenzentren ihre Entsprechung haben. Die spezifischen Eigenschaften jedes Chakra beginnen sich zu entfalten und eröffnen dem Yogi vielfältige Bewußtseinsebenen.

Bei jedem anderen Yoga-Sitz kann es zum Rundrücken kommen, wodurch das Zwerchfell zusammengedrückt und die Atmung behindert wird. Dies kann beim Lotussitz nicht geschehen. Beugt man sich vor, so verlagert sich das Körpergewicht auf die Beine. Bereits nach kurzer Zeit beginnen die Knöchel zu schmerzen, und ganz unbewußt richtet man sich wieder gerade auf. Deshalb sitzen Yogis in tiefer Meditation – bei der sie sich mit Gedanken und Visionen in anderen Ebenen befinden, immer in Padmasan. Würde in diesem Zustand, in dem das Körperbewußtsein herabgesetzt ist, der Körper zusammensinken und die Atmung vermindert, wäre dies für den Meditierenden sehr schädlich.

Lotus ist außerdem ein bedeutsames Symbol für den Yogi und Yoga-Aspiranten. Diese außerordentliche Pflanze ist in der Mythologie das Zeichen höchster Kraft, Schönheit, Reinheit und Spiritualität. Zudem zeigt sie uns auch anschaulich, wie wir in dieser Welt leben und mit ihr umgehen sollen.

Die Lotusblüte schwimmt immer auf dem Wasser. So stark ist ihre Ausstrahlung, daß die Wellen sich vor ihr teilen und nie über ihr zusammenschlagen. Andere Wasserpflanzen werden bei starkem Wellengang geknickt, ausgerissen und hin- und hergetrieben – nicht aber der Lotus. Unberührt von diesen Einflüssen bleibt er immer auf der Oberfläche.

Das Wasser symbolisiert die Welt oder Maya, die Lotusblume den Menschen oder das Selbst. Mensch und Welt stehen in enger Verbindung. Immer wieder kehrt die Seele auf die Erde zurück, um zu inkarnieren. Mehrere Leben lang kommt sie hierher – und nicht auf irgendeinen anderen Planeten. So wie der Lotus nur im Wasser gedeiht, kann sich auch der Mensch nur in dieser Welt entwickeln und verwirklichen.

So wie die Lotuspflanze auf dem See schwimmt, ohne vom Wasser berührt zu werden, bleibt der Yogi in dieser Welt mit all ihren Schicksalsschlägen und Schwierigkeiten innerlich unberührt. In jeder Hinsicht ist er frei, obwohl Maya ihn mit den Wellen der Emotion und mit Vorwürfen attackiert. Der Yogi soll in dieser Welt unberührbar und unberührt leben.

In einem Lied heißt es:

Zwar befinde ich mich in den Händen der Welt
– doch die Welt ist in Deinen Händen.
Darum lege ich alle Verantwortung in Deine Hände.
Oh, Herr, solange ich in dieser Welt lebe,
laß mich in ihr leben, wie eine Lotusblume im Wasser.

Im spirituellen Sinn gilt der Lotus als Gefäß oder Schrein für Atma, die Seele. In der Chandogya-Upanishad wird gesagt:
»Innerhalb des von einem Wall mit elf Toren umschlossenen Körpers gibt es einen kleinen Schrein. In diesem Schrein befindet sich ein Lotus, und in dem Lotus ist ein kleiner Raum.«
Was bedeutet dieser kleine Raum im Herzen des Lotus?
Es ist die innere Realität, der unsere spirituelle Suche gilt. Erst wenn wir dieses innere Zentrum entdeckt haben, werden wir unsere Einheit mit dem Kosmos verwirklichen können. Selbstverwirklichung ist zugleich die Entdeckung der letzten und höchsten Wahrheit. Dann können wir das ganze Universum und unsere eigene Realität erkennen.

Die Lotusblume ist also für den Yogi Zeichen für Befreiung, Klarheit und Schönheit. Sie steht für Unabhängigkeit von Maya, für Bewußtsein, Selbstbewußtsein, Reinheit und Liebe. Sie ist das Symbol für die Gewißheit, von Gott angenommen zu sein.

Wer über die Lotusblüte meditiert, kann dadurch viel in sich verwirklichen. Wer in sich selbst und in seinem Leben die Lotusblume findet, für den hört die Suche auf.

Asanas

PADMASAN (Lotus)

Grundstellung: Mit aufrechter Wirbelsäule sitzen.

– Das rechte Knie ganz beugen, so daß der rechte Fuß am linken Oberschenkel ganz nahe beim Hüftgelenk liegt und die Ferse das Schambein berührt.

– Das linke Bein ebenfalls so weit beugen, daß der linke Fuß ganz nahe beim rechten Hüftgelenk auf dem rechten Oberschenkel liegt.

– Schultern und Arme sind entspannt, Hände liegen auf den Knien, Daumen und Zeigefinger berühren einander. Die Wirbelsäule ist gerade. Augen geschlossen, der Körper bleibt bewegungslos.

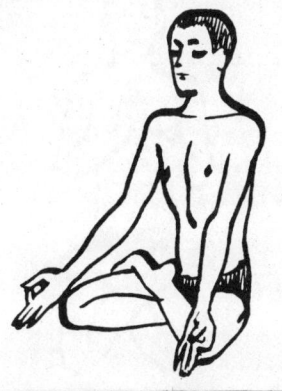

Besondere Wirkungen:
Sehr gute Stellung für Pranayam, Konzentration und Meditation. Der Lotussitz wirkt positiv auf alle Chakras, weil durch diese Sitzhaltung Prana und Apana zusammenfließen. Durch Padmasan werden die zwei Vajr-Nadis kontrolliert, was zugleich die Kontrolle über die Citta Vrittis (Gedankenwellen) bedeutet. Durch ihn werden die Gedanken und Gefühle frei von Maya gehalten und das Aufsteigen sexueller Gefühle während der Meditation verhindert; Padmasan ist die beste Meditationsstellung, die Meditation wird erleichtert und vertieft.

GORAKSASAN
(Goraksa: Begründer des Hatha Yoga)

Grundstellung: Lotussitz
- Mit Hilfe der Hände den Kniestand einnehmen.
- Die Handflächen zusammengeben und den Oberkörper ganz gerade halten.
- Eine Zeitlang in dieser Stellung verharren und auf einen Punkt konzentrieren.
- Ruhig und gleichmäßig atmen.

Dauer: 1–2 Minuten

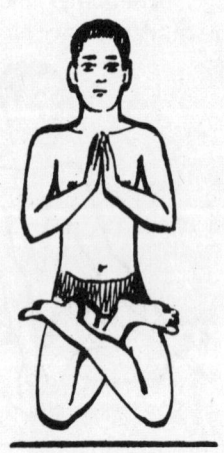

Besondere Wirkungen:
Die Übung schult das Gleichgewicht und die Konzentration. Sie wirkt beruhigend auf das Nervensystem und ist hilfreich bei Hüftdysplasie.
Achtung! Falls der Boden zu hart ist und dann beim Üben die Knie schmerzen, sollte man eine Decke als Unterlage verwenden.

Nach Meniskusoperationen oder bei Kniebeschwerden soll diese Übung nicht durchgeführt werden.

PARVATASAN (Berg)

Grundstellung: Lotussitz
— Mit Hilfe der Hände den Kniestand einnehmen.
— Mit großer Konzentration auf den Knien balancieren.
— Die Arme weit nach oben strecken, so daß der ganze Rumpf gedehnt
 wird.
— In dieser Stellung eine Zeitlang verharren und die Konzentration auf
 einen Punkt richten.
— Ruhig und gleichmäßig atmen.
Dauer: 1–2 Minuten

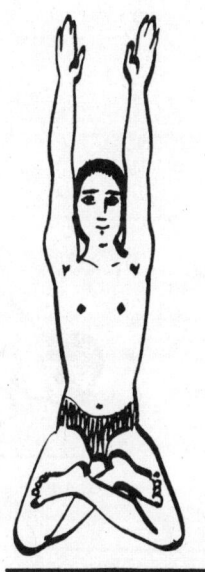

Besondere Wirkungen:
Die Übung schult das Gleichgewicht und die Konzentration.

Sie wirkt stimulierend auf das Atemsystem und beruhigend auf das
Nervensystem.

Sie kräftigt die Gesäß-, Rücken-, Schulter- und Armmuskulatur, ist
hilfreich bei Hüftdysplasie (angeborene Mißbildung oder erworbene
Veränderung des Hüftgelenkes, z. B. durch Abnützung, Lebenswandel,
Geburten usw.).

BANDHA PADMASAN (Geschlossener Lotus)

Grundstellung: Lotussitz
- Beide Arme so weit hinter dem Rücken überkreuzen, bis die rechte Hand die rechte große Zehe und die linke Hand die linke große Zehe umfaßt.
- Während der Ausatmung den Oberkörper langsam nach vorn beugen, bis die Stirn den Boden berührt.
- In dieser Stellung den Körper entspannen, ruhig und gleichmäßig atmen. Danach langsam in die Grundstellung zurückkehren.
Die Übung 1–2mal wiederholen.

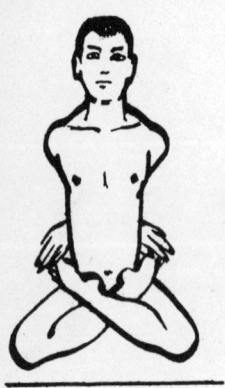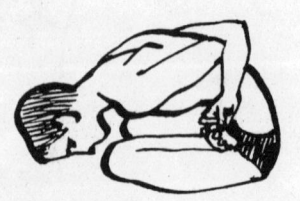

Besondere Wirkungen:
Die Übung wirkt gegen den Rundrücken, sie kräftigt und entspannt die Rückenmuskulatur. Die Brustmuskulatur wird gedehnt.

Die Übung wirkt sich besonders günstig bei Darmträgheit aus; sie wirkt wie eine leichte Massage und hilft gegen Verstopfung.
Achtung! Diese Übung soll bei Zerrungen im Bereich der Fußgelenke und während der Schwangerschaft vermieden werden.

TADAGI MUDRA (Springender Lotus)

Grundstellung: Lotussitz
- Die Arme seitlich vom Körper nur auf den Fingerspitzen am Boden abstützen.
- Den Körper hochheben, so daß das gesamte Körpergewicht nur von den Fingern getragen wird.
- Den Körper 10mal kurz in die Höhe heben.

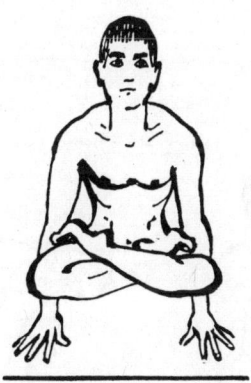

Besondere Wirkungen:
Die Übung wirkt gut gegen Depressionen und Kopfschmerzen. Sie fördert die Verdauung und ist für die ganze Wirbelsäule gut.
   Diese Übung wird auch im Kriya-Yoga angewendet.
Achtung! Während der Menstruation, Schwangerschaft und bei Hämorrhoiden soll die Übung nicht durchgeführt werden.

LOLASAN (Schaukel)

Grundstellung: Lotussitz
- Mit den Fingern so weit seitlich am Boden abstützen, daß beim Durchschwingen des Körpers die Arme nicht durch die Knie behindert werden.
- Den Körper hochheben, so daß das ganze Gewicht nur von den Fingern getragen wird.
  Kann diese Stellung gut gehalten werden, wird der Körper zwischen den Armen nach vorn und hinten bewegt (durchschwingen).
- Ruhig und gleichmäßig atmen.
Die Übung 2 mal durchführen.
  10mal hin- und herschwingen.

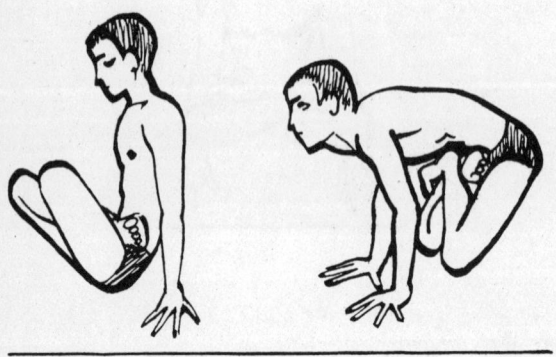

Besondere Wirkungen:
Die Übung kräftigt die Finger-, Arm-, Schulter- und die gesamte Rumpfmuskulatur.
Achtung! Während des Schwingens sollen die Knie die Arme nicht berühren.

GARBHA PINDASAN (Embryo)

Grundstellung: Lotussitz

Variation a)
- Mit den Händen unter den Knien durchfahren.
- Oberkörper leicht zurückbeugen, Beine zum Körper hochheben.
- Die Arme werden bis zu den Ellbogen unter den abgewinkelten Knien durchgeführt.
- Die Ellbogen beugen, die Handflächen zusammenfalten. Die Fingerspitzen zeigen nach oben.
- Ruhig und gleichmäßig atmen.

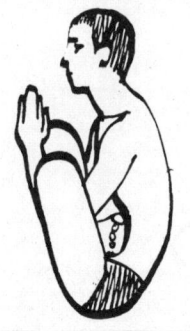 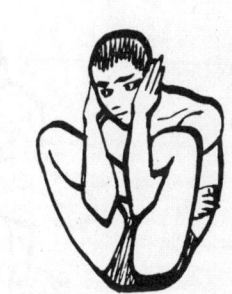

Variation b)
- Die Arme werden auch hier unter den abgewinkelten Knien durchgeführt.
- Hände und Kopf nähern sich so weit, daß wir mit beiden Handflächen die Ohren berühren können.

Dauer (betrifft beide Variationen):
- in dieser Stellung 2 Minuten verharren, oder
- jede Stellung 2mal eine Minute lang durchführen.

Besondere Wirkungen:
Diese Übung wirkt sich auf die gesamte Wirbelsäule günstig aus. Sie hilft gegen Schmerzen im Bereich der Lendenwirbelsäule und befreit von Bauchkrämpfen. Sie kräftigt die Bauchmuskulatur und wirkt positiv bei Hüftdysplasie.

KUKKUTASAN (Hahn)

Grundstellung: Lotussitz
- Mit den Händen sich zwischen Ober- und Unterschenkeln am Boden abstützen.
- Die Finger sind gespreizt und zeigen nach außen.
- Nun Oberkörper vorbeugen, so daß das Gewicht auf den Händen ruht.
- Mit Hilfe der Arme den Körper vom Boden hochheben. Normaler Atem.
- In dieser Stellung eine Minute lang verharren.

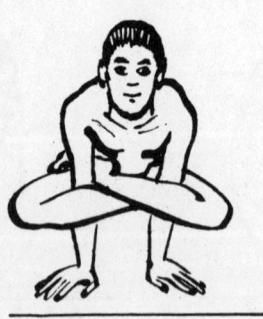

Besondere Wirkungen:
Die Übung kräftigt die Arm- und Schulterblattmuskulatur. Sie schult das Gleichgewicht und fördert die Konzentrationsfähigkeit.
Achtung! Falls die Übung an den Haaren reißt, eine Hautcreme verwenden. Bei Sehnenscheidenentzündung soll die Übung nicht durchgeführt werden.

GUPTA PADMASAN (Versteckter Lotus)

Grundstellung: Lotussitz
- Mit Hilfe der Hände den Kniestand einnehmen und langsam in die Bauchlage übergehen, das Kinn auf dem Boden abstützen.
- Nun beide Hände hinter den Rücken führen, so daß die Handflächen zusammenkommen und die Fingerspitzen in Richtung Kopf zeigen.
- Ganz flach auf dem Boden liegen und versuchen, den Körper zu entspannen.
- Ruhig und gleichmäßig atmen.

Dauer: Die Übungsdauer richtet sich nach der individuellen Kondition.

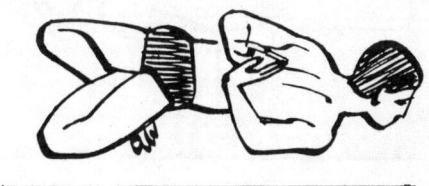

Besondere Wirkungen:
Die Übung bringt Erleichterung bei Migräne und hat eine positive Wirkung auf die ganze Wirbelsäule. Sei hilft besonders bei Rundrükken. Sie wirkt günstig bei Hüftdysplasie (Verformung).

BANDHA MAYURASAN (Lotuspfau)

Grundstellung: Lotussitz
- Den Kniestand einnehmen und die Hände auf dem Boden abstützen. Die Fingerspitzen zeigen zur Seite.
- Die Ellbogen gegen den Körper drücken und das Körpergewicht auf die Ellbogen verlagern.
- Die Knie in die Höhe heben, bis der Körper eine Waagrechte bildet. Das gesamte Körpergewicht wird von den Händen getragen.

Dauer: Anfangs die Übung einige Male kurz durchführen. Nach einiger Praxis in der Stellung bei NORMALER ATMUNG für einige Minuten verharren.

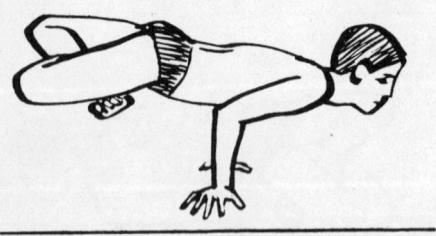

Besondere Wirkungen:
Die Übung kräftigt die Arm-, Nacken-, Rücken- und Gesäßmuskulatur.

Sie wirkt stimulierend auf das Verdauungssystem und schult den Gleichgewichtssinn.

Achtung! Bei Sehnenscheidenentzündung, nach frischen Bauchoperationen, bei Nabelbruch und während der Schwangerschaft soll die Übung nicht durchgeführt werden.

MATSYASAN (Fisch)

Variation a)
Grundstellung: Rückenlage
- Mit Hilfe der Arme den Oberkörper so weit vom Boden wegdrük-ken, bis die Spitze des Kopfes den Boden berührt.
- Den linken Fuß auf den rechten Oberschenkel in die Nähe des Hüftgelenkes legen, dann den rechten Fuß auf den linken Ober-schenkel legen und die Füße festhalten.

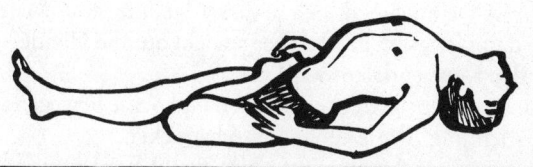

Variation b)
Grundstellung: Lotussitz
- Mit Hilfe der Hände den Oberkörper zurücklegen, bis die Spitze des Kopfes den Boden berührt.
- Die Hände über der Brust falten.
- Tief durch die Nase ein- und langsam durch den Mund ausatmen.
Dauer: Anfangs eine halbe Minute; später je nach Kondition eine Minute lang durchführen.

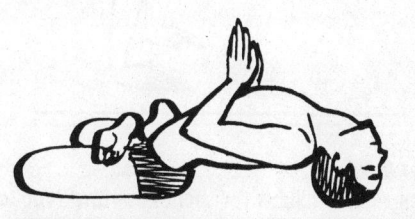

Besondere Wirkungen:
Die Übung stimuliert die Funktion der Schilddrüse, dehnt die Hals- und Schultermuskulatur und kräftigt die Nacken- und Rückenmuskulatur.
  Sie wirkt sich besonders günstig bei Rundrücken aus.
  Sie hilft bei Asthma und Bronchitis.

BAKASAN (Rabe)

Grundstellung: Lotussitz
- Langsam mit Hilfe der Hände den Kniestand einnehmen.
- Die Hände vorn auf dem Boden aufstützen. Die Finger sind gespreizt und zeigen nach vorn.
- Das Körpergewicht auf die Hände verlagern, langsam Becken und Beine heben, die Knie auf den Ellbogen abstützen.
- Der Blick ist nach vorn gerichtet.

Eine andere Möglichkeit, in BAKASAN zu kommen:
- VRIKSASAN einnehmen, sich in dieser Stellung eine Weile konzentrieren, dann langsam das Körpergewicht auf die Hände verlagern, so daß der Kopf entlastet wird.
- Den Kopf nach oben strecken. Becken und Beine bewegen sich in die andere Richtung. Die Ellbogen durchstrecken.
- Sich bei normaler Atmung auf einen Punkt konzentrieren.

Dauer: Anfangs 2–3mal durchführen, später je nach der Kondition für eine Minute in der Stellung bleiben.

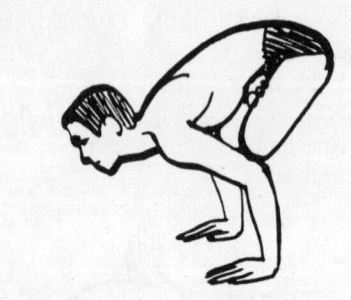

Besondere Wirkungen:
Die Übung kräftigt Arm-, Schulter-, Rücken- und Nackenmuskulatur. Sie kräftigt auch Bauch- und Beckenmuskulatur, normalisiert das Verdauungssystem und die Bauchspeicheldrüsenfunktion.

Sie entwickelt körperliches und seelisches Gleichgewicht und macht selbstsicher.

Achtung! Bei hohem Blutdruck und bei Sehnenscheidenentzündung soll diese Übung nicht durchgeführt werden.

ARDHA PADAM SARVANGASAN
(Halblotus im Schulterstand)

Grundstellung: Rückenlage
- Beine und Becken langsam hochheben und mit Hilfe der Hände in SARVANGASAN übergehen.
- Das linke Knie beugen, so daß der linke Fuß auf dem rechten Oberschenkel nahe dem Hüftgelenk zu liegen kommt.
- Eine Zeitlang in dieser Stellung verharren.
- Nun langsam das linke Bein wieder ausstrecken und die gleiche Übung mit dem rechten Bein durchführen.

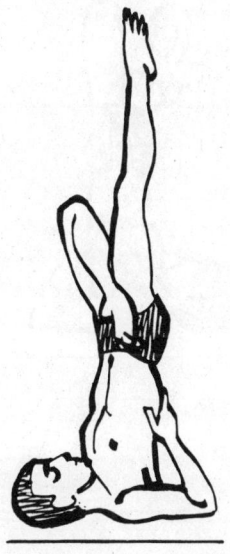

Besondere Wirkungen:
Diese Übung dehnt die Nackenmuskulatur. Sie begünstigt die Schilddrüsenfunktion und wirkt sich positiv auf den gesamten Kreislauf und die Atemwege aus.
Sie hilft bei Wanderniere.

PADAM SARVANGASAN (Lotus im Schulterstand)

Grundstellung: SARVANGASAN

Variation a)
– Die Lotusstellung einnehmen und den Rücken mit den Händen
  abstützen.

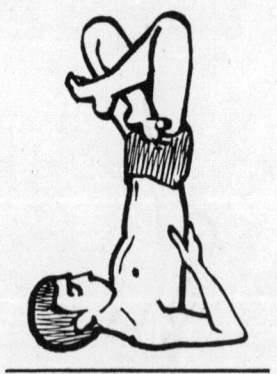

Variation b)

– Das Becken und die Beine nach links drehen und die rechte Beckenseite auf die rechte Hand abstützen.
– Die gleiche Übung auf der anderen Seite durchführen. Das Becken und die Beine werden nach rechts gedreht und die linke Beckenseite von der linken Hand gestützt.
– NORMALE ATMUNG.

Dauer: Die Übung je einmal wiederholen und in jeder Stellung eine Minute lang verharren.

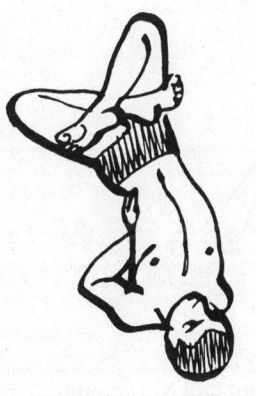 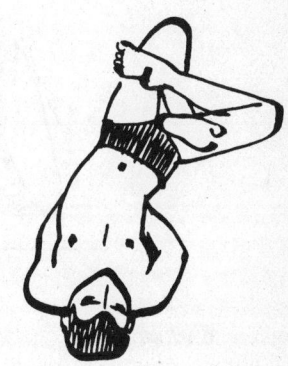

Besondere Wirkungen:
Die Übung kräftigt die Arm- und Schultermuskulatur. Sie stimuliert die Funktionen der Schilddrüse, der Nieren und der Bauchorgane.
Sie wirkt sich positiv auf das gesamte Kreislaufsystem und auf die Atemwege aus.
Achtung! Variation b) vermeiden, wenn während der Übung ein Kribbelgefühl in den Fingern auftritt.

PADAM PINDASAN (Verwelkter Lotus)

Grundstellung: PADAM SARVANGASAN
- Die Beine langsam in Richtung Kopf führen, bis die Knie neben dem Kopf den Boden berühren.
- Der Rücken wird von den Händen gestützt.
- NORMALER ATEM.

Dauer: In dieser Stellung eine Minute verweilen.
Die Übung einmal wiederholen.

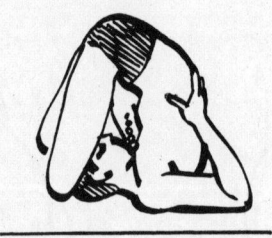

Besondere Wirkungen:
Die Übung dehnt und entspannt die Rücken- und Nackenmuskulatur. Sie stimuliert die Schilddrüse, die Nieren und die Organe im Bauchraum; auch wirkt sie günstig auf die Atemwege.
Die Übung hilft auch bei einer Wanderniere.

VRIKSHASAN (Lotusbaum)

Grundstellung: Lotussitz
- Langsam mit Hilfe der Hände in den Kniestand gehen. Die Hände vorn auf dem Boden abstützen, die Finger sind gespreizt und zeigen nach vorn.
- Nun den Oberkörper langsam nach vorn beugen, bis der Kopf den Boden berührt. Das Becken hochheben, bis die Knie auf den Ellbogen liegen.
- In dieser Stellung eine Zeitlang verweilen und sich auf das Gleichgewicht konzentrieren.
- Nun die Beine nach oben bewegen, so daß die Knie nach oben zeigen und das gesamte Körpergewicht von Kopf und Händen getragen wird.

  Anschließend in die Grundstellung zurückkehren.

Dauer: Anfangs die Übung 2–3mal wiederholen.
Später in dieser Stellung ca. eine Minute verharren.

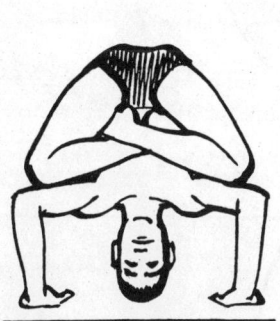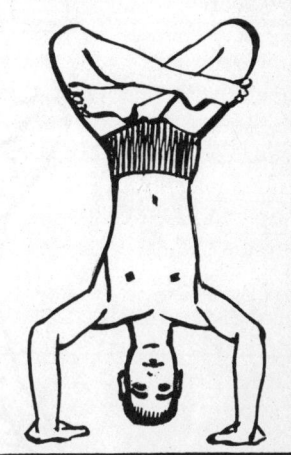

Besondere Wirkungen:
Die Übung kräftigt Arm-, Schulter-, Nacken- und Rückenmuskulatur.
Sie wirkt sehr günstig auf den Halsbereich, besonders auf die Mandeln.

Sie ist ebenso positiv für Augen, Ohren und Nase und fördert die Durchblutung des Gehirns.

URDHVA PADMASAN (Lotus im Kopfstand)

Grundstellung: VAJRASAN
- Den Oberkörper nach vorn beugen, bis der Kopf den Boden berührt.
- Die Finger verschränken und die Hände als Stütze hinter den Kopf legen.
- Nun das Becken hochheben, die Beine sind durchgestreckt. Mit den Füßen so weit in Richtung Kopf wandern, bis das Gewicht des Körpers hauptsächlich von Kopf und Unterarmen getragen wird. Dann langsam die Beine nach oben heben und sich auf das Gleichgewicht konzentrieren.
- Langsam den rechten Fuß auf den linken Oberschenkel und den linken Fuß auf den rechten Oberschenkel legen.

Variation a)
- Eine Zeitlang in dieser Stellung mit NORMALER ATMUNG und großer Konzentration verweilen, dann langsam in die Grundstellung zurückkehren.

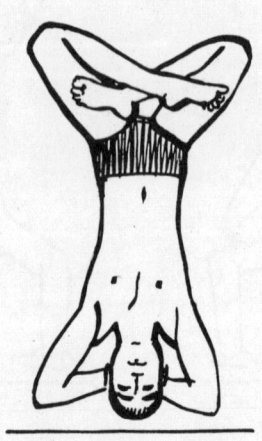

Variation b)

– Wenn wir in URDHVA PADMASAN gut das Gleichgewicht halten
  können, so drehen wir das Becken und die Beine langsam nach rechts
  und links.

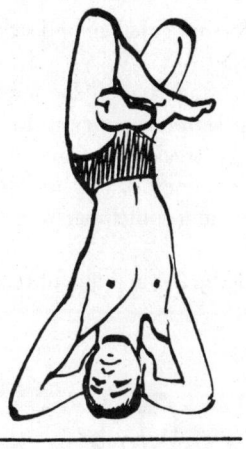

Besondere Wirkungen:
Die Übung kräftigt Arm-, Schulter-, Nacken- und Rumpfmuskulatur.
Sie fördert die Konzentrationsfähigkeit und sorgt für eine bessere
Durchblutung des Gehirns. Sie wirkt auch positiv auf die Organe im
Bauchraum.

VRSCHIKASAN (Skorpion im Lotus)

Grundstellung: SIRSHASAN
- Wenn wir in dieser Stellung das Gleichgewicht gut halten können, so nehmen wir langsam mit großer Konzentration die Lotusstellung ein.
- Eine Weile in dieser Stellung bleiben und sich auf das Gleichgewicht konzentrieren.
- Nun das Gewicht so verlagern, daß das gesamte Körpergewicht auf den Händen und den Unterarmen ruht und der Kopf entlastet ist. Den Kopf nach hinten strecken und auf den Boden blicken.
- Bei NORMALER ATMUNG eine Zeitlang in dieser Stellung bleiben. Nun langsam die Grundstellung einnehmen und in die Ausgangsposition zurückkehren.

Dauer: Anfangs die Übung 2–3mal ausführen, später in der Stellung eine Minute verweilen.

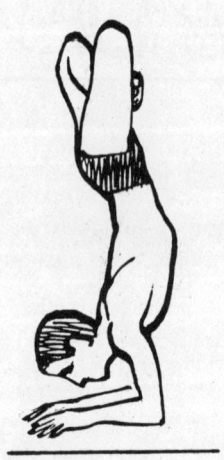

Besondere Wirkungen:
Diese Übung kräftigt die Arm, Schulter-, Nacken- und Rückenmuskulatur. Sie wirkt besonders günstig auf alle Organe im Becken und Bauchraum, fördert den ganzen Kreislauf und durchblutet das Gehirn.
Sie ist auch sehr gut für die Stirnhöhlen, für Augen und Ohren.

NIRALAMBHASAN (Säule)

Grundstellung: BAKASAN

- Mit großer Konzentration und gutem Gleichgewicht die Beine nach oben bewegen. Die Knie zeigen nach oben, der Rücken und die Beine bilden eine Vertikale. Die Arme sind durchgestreckt und der Blick zum Boden gerichtet.
- Wenn wir in dieser Stellung gut das Gleichgewicht halten können, langsam die Lotusstellung einnehmen und die Arme durchstrecken.

Dauer: Anfangs die Übung 2–3mal ausführen.

Später in der Stellung bei NORMALEM ATEM eine Minute lang verharren.

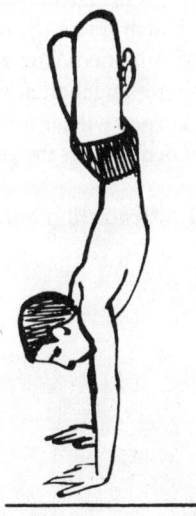

Besondere Wirkungen:

Die Übung kräftigt Arm-, Schulter-, Nacken- und Rückenmuskulatur. Sie fördert das gesamte Kreislaufsystem und wirkt sich günstig auf alle Organe im Becken- und Bauchraum aus. Sie schult den Gleichgewichtssinn und die Konzentrationsfähigkeit.

PRANAYAM

UDDIYAN JALANDHAR BANDHA
(Baucheinziehen mit Kinnverschluß)

Grundstellung: Pranayam Mudra
BHASTRIKA PRANAYAM durchführen:
- 30mal durch das linke Nasenloch
- 30mal durch das rechte Nasenloch
- 30mal durch beide Nasenlöcher
- Dann TIEF EINATMEN und durch den MUND AUSATMEND den Oberkörper etwas vorneigen und auf die Arme stützen, das Kinn gegen die Brust drücken und den Bauch fest nach oben einziehen.
- Nun den ATEM ANHALTEN und den After zusammenziehen, solange der Atem ohne Anstrengung angehalten werden kann.
- Anschließend den Oberkörper wieder aufrichten, den Kopf heben und den Bauch entspannen. Langsam durch die Nase ein- und ausatmen.
- Drei bis fünf Minuten Konzentration auf die normale Atmung.
Dauer: Fünf Runden.

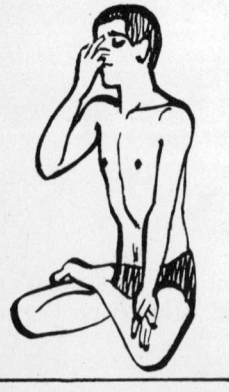 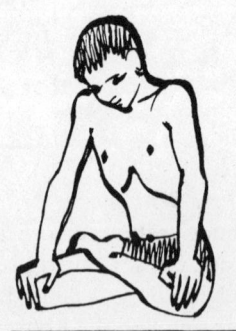

Besondere Wirkungen:
Die Übung ist sehr gut für die Meditation. Sie wirkt wie ein Wunder-
mittel gegen Unruhe, Depression und Kopfschmerzen. Dieses Pranayam kultiviert die Lebensvitalität (Prana), es reinigt die Chakras und
hilft bei der Erweckung der Kundalini.
Achtung! Diese Atemübung darf nur durchgeführt werden, wenn
vorher systematisch alle Stufen von Pranayama entsprechend lange
geübt worden sind.

Meditation

Tauche nun tief in deinen inneren Raum ein. Fühle die Führung Mahaprabhujis und deines inneren Selbst. Geh dorthin, wo du dein inneres Selbst am besten spüren kannst: im Kopf, im Augenbrauenzentrum (Ajna Chakra), im Kehlkopf (Vishuddhi Chakra), im Herzzentrum (Anahat Chakra) oder im Nabelzentrum (Manipur Chakra). Bringe deinen Intellekt und deine Gedankenwellen für eine Weile zum Schweigen und laß dich von deinem inneren Selbst führen.

Vertraue dich ihm ganz an.

Dein innerer Raum dehnt sich immer weiter nach außen aus. Er ist wie Akasha – der Himmel – unendlich, unbegrenzt und zeitlos. Laß alles los – klammere dich an keine Gedanken oder Gefühle. Laß dein Selbst in andere Ebenen kommen. Du bist nun in dem Raum, den du vor dir siehst.

Du kommst in eine Landschaft im Gebirge. Du befindest dich auf einer Hochebene mit spärlicher Vegetation. Am Horizont ragen hohe, felsige Berge auf, deren Hänge und Gipfel mit silberglänzendem Schnee und Eis bedeckt sind. Über dir wölbt sich ein strahlendblauer Himmel, wolkenlos und unendlich. Die Landschaft, die dich umgibt, ist eben und leer. Blaßgrünes Gras, ein paar Kiefern und einige kleinere Felsbrocken bedecken den Boden dieses weiten Tales, in dem du dich befindest. Es ist von majestätischen Bergen umschlossen, die mit ihren schneebedeckten schroffen Gipfeln im Sonnenlicht glitzern. Du wanderst auf einem schmalen Weg bergauf. Das Tal verengt sich fast unmerklich. Das Gras wird üppiger und das Grün frischer. Nicht weit von dir entfernt liegt ein Bergsee. Sein Wasser ist ganz ruhig, dunkelblau spiegelt es den Himmel wider.

Langsam gehst du auf den See zu, der wie ein Juwel inmitten der unberührten Landschaft eingebettet liegt. Im See befinden sich wunderschöne, große, weiße Lotusblumen mit ihren runden grünen Blättern, die auf dem Wasser schwimmen. In der Mitte des Sees steht auf einer kleinen Insel ein weißer Marmortempel. Du erkennst die Stufen, Säulen und die Kuppel des Tempels, der sich wie eine riesige Lotusknospe aus dem Wasser erhebt.

Vom Ufer des Sees führt eine schmale, fast durchscheinende, weiße Marmorbrücke zu dem Tempel hinüber. Langsam, mit feierlichem Schritt und freudigem Herzen betrittst du die Brücke und gehst auf den Tempel zu. Manchmal scheinst du über dem Wasser zu schweben oder von einem Lotusblatt zum anderen hinüberzugleiten. Manchmal fühlst du glatten Alabaster unter deinen Füßen – dein Schritt ist ganz leicht und leise.

Dein Kleid ist so weiß und rein wie die Lotusblumen auf dem See. In den Händen trägst du eine wunderschöne Blüte als Opfergabe für den Altar. Du betrittst nun die Stufen zum Tempel. Alles um dich herum ist blau und weiß – der Himmel und der See strahlen in tiefem Blau, die schneebedeckten Gipfel der Berge, die Lotusblumen im Wasser, der Tempel und du selbst in reinem Weiß.

Mache nun den ersten Schritt in den Tempel hinein. Dies ist dein innerer Tempel – der Tempel deiner geistigen Gestalt. Du hörst wunderschöne, feine Klänge. Die ganze Atmosphäre klingt und vibriert. Nun betrittst du den Tempel. In ihm umgibt dich helles Licht, in dem du eine göttliche Gestalt – Mahaprabhuji oder deinen Isht Deva (persönlichen Gott) siehst. Mit deinem inneren Auge siehst du die göttliche und strahlende Gestalt deines persönlichen Gottes, an den du glaubst und dem dein Herz gehört, und du legst die Lotusblume, die du mitgebracht hast, vor seinen Füßen nieder.

Der ganze innere Raum des Tempels ist erfüllt von göttlichem Licht, von Kraft und Frieden. Du setzt dich nieder, um vor dem Altar zu meditieren. Dein Herz ist voll Dankbarkeit, Liebe und Hingabe zu deinem Gott. Du betest um seinen Segen und seine Gnade.

Sieh dich selbst in der Meditation, sitzend, deine Hände gefaltet und von strahlend weißem Licht umgeben. – Du selbst bist wie eine strahlend weiße Lotusknospe. Tauche hinein in diese Gestalt, gehe in das Innere des Lotus. Vor dir öffnet sich der Raum im Herzen des Lotus in seiner Unendlichkeit und Tiefe – und du versinkst im Göttlichen, im Brahman. Verweile noch in diesem Raum, wo du das göttliche Selbst siehst und in dir spürst. Du hörst seine Stimme, die dir deine Aufgabe in dieser Welt verkündet. Du weißt jetzt, wer du bist und was deine Aufgabe in diesem Leben ist. Nimm diese Erfahrung und dieses Wissen ganz tief in dich auf. Laß es dein ganzes Wesen durchdringen. Verneige dich in Ehrfurcht, Dankbarkeit und Liebe vor deinem göttlichen Selbst und gib dir das Versprechen, die Erinnerung daran zu bewahren.

Nun löst du dich langsam wieder aus deinem inneren Raum. Du nimmst den Tempel wieder wahr, in dessen Innerem du dich befindest. Du verneigst dich vor dem Altar, stehst auf und verläßt ihn so, wie du gekommen bist, langsam, leise und mit leichten Schritten.

Du trittst aus dem Tempel und gehst die Stufen hinab. Du gleitest oder schwebst über die Brücke zum Ufer des Sees. Du läßt den Tempel und den See hinter dir. Nun siehst du beide bereits aus weiter Entfernung, und langsam entschwinden sie deinem Blick.

In dir lebt jedoch das Bild dieses göttlichen Tempels, des Altars und der strahlenden Gestalt deines Gottes weiter. In dir blüht die reine, weiße Lotusblüte deines göttlichen Selbst. Wo du nun auch hinkommen wirst, trägst du das Wissen um deinen göttlichen Auftrag in dir. Deine Gedanken, Worte und Taten sind die sich entfaltenden Blütenblätter deiner inneren Lotusblume.

Du bist nun wieder in deinem Raum, in deinem Zimmer. Du bist sehr glücklich und fühlst dich ganz rein, erfüllt von tiefem Frieden und spiritueller Kraft. Spüre den Segen Mahaprabhujis und danke Ihm, daß du für eine kleine Weile mit Ihm sein konntest.

Singe dreimal OM und dann das Mantra:

NAHAM KARATA,
PRABHU DEEP KARATA,
MAHAPRABHU DEEP KARATA HI KEVALAM.
OM SHANTI, SHANTI, SHANTI.

Ich bin es nicht, der handelt.
Prabhu Deep ist es, der handelt.
Mahaprabhu Deep ist es allein, der handelt.

OM Friede, Friede, Friede.

Reibe deine Handflächen aneinander, um mit ihnen die Augen, Augenlider und Gesichtsmuskeln zu wärmen. Falte deine Hände und verbeuge dich in Liebe und Dankbarkeit vor Mahaprabhuji. Öffne deine Augen.

Anhang

Die vier Wege des Yoga:
KARMA-YOGA, BHAKTI-YOGA, JNANA-YOGA und RAJA-YOGA

Der KARMA-YOGA ist der Weg, auf dem man durch seine hinge-bungsvolle, uneigennützige Arbeit Gott realisiert. Für einen Karma-Yogi ist Gott das selbstlose Tun, das Mitfühlen und Helfen.

Der BHAKTI-YOGA ist der Weg, auf dem man Gott in einer persönlichen Gestalt sieht und verehrt. Für einen Bhakti-Yogi ist Gott die alles umfassende Liebe.

Der JNANA-YOGA ist der Weg, auf dem man Gott durch den Verstand und durch das Wissen erfährt. Für einen Jnana-Yogi ist Gott die höchste Wahrheit.

Der RAJA-YOGA hingegen ist der Weg, auf dem man Gott durch Übungen, Erfahrungen und Meditation findet. Für einen Raja-Yogi ist Gott das höchste kosmische Bewußtsein.

Diese verschiedenen Wege des Yoga hängen eng zusammen. Sie entsprechen den verschiedenen Anlagen der nach Erkenntnis suchen-den Menschen. Der eine sieht sein Heil im Tun, der andere sucht es im Gebet, ein dritter geht den Weg der Übung und ein vierter den der Philosophie. Am Beginn all dieser Wege steht jedoch die Forderung nach Disziplin. Um zu echter Einsicht zu gelangen, braucht der Aspirant Übung. Er muß lernen, seinen Körper und seinen Geist zu beherrschen, um zur SELBSTERKENNTNIS zu gelangen. Selbster-kenntnis bedeutet die Wiedervereinigung des individuellen Selbst (ATMA) mit dem kosmischen Selbst (PARAMATMA). Durch sie erreichen wir Freiheit und inneren Frieden. Sie ist das Ziel all unseres Übens, ganz gleich, welchen Yoga-Weg wir gehen.

KARMA-YOGA

KARMA ist das Gesetz von Ursache und Wirkung, dem sich niemand entziehen kann. Jeder ist ihm unterworfen. Karma bedeutet, daß alles, was wir tun – sei es nun positiv oder negativ – auf uns selbst zurückfällt, daß wir die Früchte unserer Handlungen früher oder später ernten werden. Jeder muß durch sein Karma hindurchgehen, ob er nun will oder nicht. Während es beim Jnana-Yoga, beim Raja-Yoga und beim Bhakti-Yoga dem einzelnen überlassen bleibt, ob er den jeweiligen Weg einschlagen will, erzeugen wir Karma automatisch, solange wir atmen, selbst im Schlaf oder im Traum.

Wir tun dies, indem wir mit unseren Sinnesorganen (JNANA INDRIYA: Augen, Ohren, Nase, Zunge, Haut) Eindrücke aus der Umwelt aufnehmen und daraufhin mit unseren Tatorganen (KARMA INDRIYA: Mund, Hände, Beine, Geschlechtsorgane, After) Handlungen vollziehen. Es ist sehr wichtig, diese Organe zu kennen und sie kontrollieren zu lernen, denn alles, was wir durch sie tun – ob nun gut oder böse – wird uns angerechnet, d. h. es bewirkt Karma. Unsere Sinne aber sind unersättlich. Sie verlangen – gemäß unserem Bewußtsein, unseren Gefühlen und unseren Interessen – immer wieder nach Neuem. Dadurch entstehen beständig Wünsche in uns. Beispielsweise verlangen unsere Sinne nach Musik. Allerdings gibt es verschiedene Arten von Musik: beruhigende, spirituelle Musik, traurige Musik und extrovertierte Musik. Je nach unseren inneren Eigenschaften (GUNAS) fühlen wir uns zu einer hingezogen, d. h. uns verlangt danach. So hängt auch die Art des Karma, das ein Mensch – ohne es zu wissen – bildet, von diesen Eigenschaften ab. Diese Eigenschaften aber werden wiederum beeinflußt durch

– das, was wir essen,

– die Gesellschaft, in der wir aufwachsen bzw. leben,

– sowie die Atmosphäre (Schwingung) des Raumes, in dem wir uns befinden.

Gutes und schlechtes Karma

NISHKAM KARMA (gutes Karma) ist der Weg zu Freiheit und Glück, zu einem Leben ohne Angst, Unwissenheit und Dualismus; diesen Weg gehen jene, die ihre Pflicht in selbstloser Weise erfüllen.

SAKAM KARMA (schlechtes Karma) führt zu Leid, Mißverständnissen, Unwissenheit, innerer Gefangenschaft und Befangenheit sowie Angst; diesen Weg gehen jene, die aus egoistischen Gründen handeln.

Wodurch bewirken wir schlechtes Karma?
- Indem wir schlecht über andere denken oder reden. Negative Gedanken über andere vergiften unser eigenes Selbst und damit unser Gemüt. Wenn man negativ über andere denkt oder spricht, bedeutet das, daß man das negative Karma dieser anderen auf sich nimmt. Denkt oder spricht man hingegen über andere gut, so bedeutet das, daß man die guten Qualitäten dieser Menschen annimmt.
- Indem wir anderen schaden, z. B. dadurch, daß wir die Gabe haben, andere zu beeinflussen, und sie dadurch vom Rechten abbringen, aber auch, indem wir andere übervorteilen und betrügen.
- Durch negative Handlungen mit unserem Körper (z. B. durch Tätlichkeiten anderen gegenüber oder durch Schaden, den wir an irgendwelchen Gegenständen anrichten).

Wodurch bewirken wir gutes Karma?
- Durch selbstlose Pflichterfüllung. So wird man sich beispielsweise als Hausvater oder als Familienmitglied stets seiner Pflichten der Familie gegenüber bewußt sein. Wenn man arbeitet und Geld verdient, dann deshalb, weil man eine Verantwortung der Familie gegenüber hat, und nicht etwa, um Besitz anzuhäufen. Die selbstlose Pflichterfüllung sollte sich natürlich nicht nur auf die Familie, sondern auch auf andere Menschen, auf Tiere und Pflanzen erstrecken.
- Indem wir stets bereit sind, anderen zu helfen.
- Indem wir versuchen, anderen ihre Unwissenheit und ihr Mißtrauen zu nehmen.
- Indem wir Liebe für alles und für jeden empfinden. Gemeint ist

damit jene alles umfassende Liebe, wie sie beispielsweise der Regen, ein Baum, ein Fluß oder ein Heiliger zu geben imstande sind:

Der REGEN kommt allen zugute. Wenn es regnet, dann regnet es gleichermaßen für alle: für Menschen, Tiere und Pflanzen.

Ein BAUM spendet allen Schatten, und seine Früchte gehören allen, für die sie zum Genuß geschaffen sind, also für Menschen und Tiere gleichermaßen.

Auch das Wasser eines FLUSSES ist für alle da: für Tiere und Menschen, für Gute und Böse, für Wilde und Sanfte. So wird der Tiger seinen Durst genauso am Wasser des Flusses stillen wie die Kuh.

Ein HEILIGER spendet seinen Segen allen. Und auch seine Predigten sind nicht bloß für besondere, auserwählte Personen bestimmt, sondern an alle gerichtet.

Dem Handeln können wir uns nicht entziehen, denn es gibt kein Leben ohne Handeln. Aber all unser Tun sollte sein wie das des Regens, des Baumes, des Flusses und des Heiligen – ohne Eigennutz, ohne Anhänglichkeit, einfach in Liebe für *alle*. Und da alles, was wir tun, als Karma gerechnet wird, müssen wir uns vorher genau überlegen, welches Karma wir bewirken und welche Früchte es hervorbringen wird.

Karma – die Ursache von Wiedergeburt und Leid

Gemäß unseren Wünschen, unserem Verlangen, unseren Anhänglichkeiten und – natürlich! – gemäß den Karmas, die wir angesammelt haben, kommen wir wieder auf die Welt. Sie sind die Ursache des Leidens in unserem nächsten Leben. Nach der praktischen Erfahrung des Yoga kann man sowohl als Mensch als auch als Tier wiedergeboren werden. Doch die Seele bleibt die gleiche. Es ändert sich lediglich das Gefühl, das Leid und das Ego. Als Beispiel eine wahre Begebenheit, die uns das Gesetz des Karma verdeutlichen soll:

Vor langer Zeit lebte in Rajasthan im Bezirk Nagaur ein Swami namens Sagram Das. Damals herrschten noch Könige in Indien, und die Steuern wurden von Beamten des Königs eingetrieben. Einer dieser Steuereintreiber übte sein Amt mit solcher Härte aus, daß sich die Bauern in ihrer Not an den Swami um Hilfe wandten, dessen Schüler der Beamte war. Der Swami versprach ihnen, sein Möglichstes zu tun und mit dem Steuereintreiber zu reden. Als der Steuereintreiber am nächsten Tag zu dem Heiligen kam, sagte dieser: »Tue etwas für die armen Bauern. Sei nicht so hart zu ihnen!«

»Du bist nur ein Swami!« entgegnete da der Steuereintreiber. »Du weißt nicht, wie man die Bauern behandeln muß, damit sie ihre Steuern bezahlen!« Der Swami mahnte ihn wiederholt, doch der Steuereintreiber wollte nicht hören.

Da nahm das Schicksal seinen Lauf. Der Beamte starb und wurde als Kamel wiedergeboren, das in den Besitz eines Mannes gelangte, der in einem Steinbruch arbeitete. Eines Tages lud der Mann dem Kamel so viele Steine auf, daß es mit dieser schweren Last beim besten Willen nicht aufstehen konnte. Der Mann wurde zornig und schlug mit einem Stock so heftig auf das Tier ein, daß es jämmerlich heulte.

Zur selben Zeit kam der Swami vorbei. Er hörte das Schmerzensgeheul des Kamels. Und da er alle Geschöpfe Gottes liebte und ihm das Tier leid tat, ging er in den Steinbruch, um nachzusehen, was los sei. »Schlag doch das Tier nicht so!« sagte er zu dem Mann. »Du hast es ja viel zu schwer beladen. Es kann gar nicht aufstehen!«

»Du bist nur ein Swami!« antwortete der Mann. »Du weißt nicht, wie man ein Kamel behandelt!« Und er schlug weiter auf das arme Tier ein.

Der Heilige war so fortgeschritten, daß er sehen konnte, welche Gestalt jemand in seinem früheren Leben gehabt hatte. Und so erkannte er in dem gepeinigten Kamel den Steuereintreiber wieder. »Siehst du!« sagte er zu dem Kamel. »Das ist dein Karma. Du bist hart gegen die Bauern gewesen, und das kommt jetzt auf dich zurück. Niemand kann dir helfen, auch ich nicht. Das einzige, was ich für dich tun kann, ist, daß dieser qualvolle Zustand, in dem du dich befindest, nur einige Jahre währt und du dann als Mensch wiedergeboren wirst. Aber durch dein Karma mußt du jetzt gehen!«

Das Gesetz des Karma ist streng. Niemand kann ihm entrinnen. Solange wir ein Karma haben, werden wir wiedergeboren – egal, ob es ein gutes oder ein schlechtes Karma ist. Von der Qualität des Karma hängt lediglich ab, *wie* und *wo* wir geboren werden. Solange wir noch schlechtes Karma bilden und an Dingen hängen bzw. Dinge nicht erledigt haben (z. B. unerfüllte Wünsche), werden wir wiedergeboren; auch dann, wenn wir neben dem schlechten auch gutes Karma bewirkt haben. Allerdings wird es jemand, der viel gutes Karma gebildet hat, im nächsten Leben leichter haben – als Resultat für seine guten Taten aus früheren Leben. Die Überwindung des schlechten Karmas durch gutes Karma ist ein Reinigungsprozeß, d. h. wir reinigen uns durch gutes Karma von schlechtem Karma. Wenn jemand so fortgeschritten ist, daß er nur gutes Karma hat, dann kommt er aus dem Verlangen, den Menschen zu helfen, auf die Welt zurück. Erst im höchsten Stadium des SAMADHI – dem NIRVIKALPA SAMADHI – ist man *vollkommen frei* von Karma. Doch solange wir noch im physischen Körper verweilen, bewirkt dieser durch die zehn Sinnes- und Tatorgane in jeder Sekunde Karma. Sogar ein Heiliger bewirkt Karma; nur kommt dieses Karma nicht mehr auf ihn zurück, sondern es kommt anderen zugute.

Die Reinigung von Karma durch Yoga

Die Bedeutung des Yoga zeigt ein kleines Gleichnis:

Ein Bauer erhält ein Stückchen Land. Doch der Besitz ist völlig verwildert, er ist voller Bäume und voll von Unkraut. Da er das Land bestellen will, muß er es zuerst roden, also die Bäume fällen. Doch damit ist es nicht getan, denn die Wurzeln sind noch da. Also muß er auch die Wurzeln ausgraben und wegtragen. Dadurch, daß er die Wurzeln ausgräbt, wird der Boden uneben. Es entstehen kleine Hügel. So muß der Bauer wieder schwer arbeiten, um den Boden eben zu machen. Dann muß er ihn pflügen. Ist das geschehen, wartet er auf Regen. Erst nachdem es – der Jahreszeit entsprechend – geregnet hat, scheint es, als ob der Boden zum Bauern sprechen würde: »Jetzt bin ich bereit. Gib mir den Samen, damit ich dir Früchte bringen kann!« Also sät der Bauer. Die Saat geht tatsächlich auf, und der Bauer erhält wunderschöne Pflanzen. Doch damit ist das Ziel noch lange nicht erreicht, denn er muß die jungen Pflanzen vor Schädlingen schützen und für eine ausreichende Bewässerung sorgen. Aber eines Tages hat er dann endlich das erreicht, wofür er so schwer gearbeitet hat: Die Pflanzen tragen Früchte. Und wenn er diese Früchte erntet, ist er so glücklich, daß er all die Mühe, die er aufgewandt hat, völlig vergißt.

Der Bauer, das sind wir. Unser Leben ist das Land. Die Bäume sind die Karmas aus diesem Leben, die Wurzeln die Karmas aus früheren Leben. Mit der Axt des Yoga fällen wir die Bäume, mit PRANAYAMA und MEDITATION graben wir die Wurzeln aus. Doch in unserem Herzen sind wir noch immer unsicher, welchen Weg wir einschlagen sollen. Unser Leben ist ein beständiges Auf und Ab. Und diese Unsicherheit und inneren Zweifel sind die Unebenheiten des Bodens. Doch mit Hilfe der Liebe für alle, der Führung des Meisters und dem Studium der überlieferten Yogaschriften gelingt es uns schließlich, auch diese Unebenheiten auszugleichen. Und mit dem Pflug unserer positiven Lebenseinstellung gehen wir durch unser ganzes Herz. Nun brauchen wir den Regen, und der Regen ist die Liebe und Hingabe zu Gott (BHAKTI). Nun, da wir die innere Liebe und die innere Hingabe zu Gott haben, scheint unser Herz zu uns zu sprechen: »Jetzt bin ich bereit. Ich brauche ein Gebet oder ein Mantra.« Doch mit dem Gebet oder dem Mantra allein, die der Saat entsprechen, ist es noch nicht getan. Wir müssen auf der Hut sein, denn es gibt viele Worte, Gedanken und Gefühle, die uns zu Hindernissen werden und vom Weg abbringen können. Doch eines Tages werden wir den Schatz, der tief in unserem Herzen vergraben ist, finden und damit die »Früchte« unseres Bemühens ernten. Und diese »Früchte« sind die LIEBE GOTTES – das SELBST.

Das Karma kann nur durch gute Taten und hingebungsvolle Liebe für den Nächsten (dazu gehören natürlich auch die Tiere und die Pflanzen) überwunden werden. Deshalb sollte man – welchen Yoga-Weg man auch immer einschlägt – versuchen, täglich mindestens eine Stunde lang etwas für andere zu tun. Wenn dies gelingt, wird man schließlich dazu übergehen, einen Tag in der Woche dem selbstlosen Dienst zu weihen, Menschen mit materiellen, psychischen oder gesundheitlichen Problemen zu helfen oder sich für den Tierschutz oder Naturschutz praktisch einzusetzen.

Um Gutes zu tun, braucht man viel Kraft. Deshalb solltet ihr während eurer Übungen (ASANAS, PRANAYAMAS und MEDITATION) Gott bitten, daß er euch Gesundheit und Kraft schenken möge, um möglichst viele gute Taten vollbringen zu können. So betrachtet sind unsere Übungen als Mittel anzusehen, genügend Energie zu sammeln, um dem hingebungsvollen, selbstlosen Tun am anderen gewachsen zu sein.

Der KARMA-YOGI weiß, daß Gott ihm bei diesem Bemühen beisteht. Und so sagt er zu sich selbst: »Nicht ich bin der Handelnde.

Gott ist derjenige, der handelt. Ich bin nur das Instrument in seiner Hand.« Geht er schlafen, so sagt er: »Oh, Gott, alles, was ich getan habe an diesem Tag – ob gut oder böse –, biete ich dir an.« Und morgens, wenn er aufwacht, sagt er: »Oh, Herr, was immer ich im Traum auch getan haben mag, nimm es bitte an. Und was du mir für diesen neuen Tag gibst, nehme ich an. Denn du weißt am besten, was gut für mich ist.«

Das ist KARMA-YOGA. Karma geht durch unser ganzes Leben. Wir bewirken es, wo immer wir gehen, stehen und atmen. Und deshalb sollten wir nie übereilt handeln und uns jeden Schritt und jedes Tun *genau überlegen* und uns folgendes zum Grundprinzip machen: »Wenn ich jemandem schon nichts Gutes tun kann, so will ich ihm wenigstens nichts Böses zufügen.« Oder mit anderen Worten ausgedrückt: »Wenn ich schon nicht imstande bin, die Tränen eines anderen zu trocknen, so will ich wenigstens nicht die Ursache seiner Tränen sein.« Der KARMA-YOGI lebt und handelt in Liebe allem und jedem gegenüber. Seine Pflichten nimmt er getreulich wahr, voll tiefer Hingabe und Demut. Auf diese Weise erreicht er dasselbe wie der BHAKTI-YOGI, der JNANA-YOGI und der RAJA-YOGI, denn auch diese werden erst zum Ziel gelangen, wenn sie ihr Karma überwunden haben.

Um all dies besser zu verstehen, empfiehlt es sich, das 3. Kapitel der BHAGAVAD GITA »Karma-Yoga oder die Methode des Handelns« einige Male zu lesen und den Sinn der einzelnen Verse genau zu überdenken.

BHAKTI-YOGA

BHAKTI ist das schönste Thema, über das man sprechen kann. Der BHAKTI-YOGA ist der Weg der Liebe – der Liebe zu Gott und zu seiner ganzen Schöpfung. Jeder Mensch kann BHAKTI üben – ob er jung oder alt, arm oder reich ist, gleichgültig, welcher Nationalität und welcher Religion er angehört, denn wo Glaube ist, da ist auch Gott. Gott ist überall. Er ist in uns. Und er ist außerhalb von uns. Wir sind mit ihm durch einen Faden verbunden. Es ist der Faden der Liebe; jener Liebe, die uns ganz durchdringt – die LIEBE DER GÖTTLICHEN GNADE.

Was kann ein Mensch mehr erwarten, als dieses wunderbare Gefühl der Göttlichen Gnade in sich zu erwecken? Nur derjenige, der es einmal erfahren durfte, sieht alles ganz klar, weiß, was Harmonie ist, weiß, was einzig wirklich schön ist, weiß, was die WAHRE LIEBE ist, denn Liebe ist ein so tiefes Gefühl, daß man es mit Worten nicht erklären kann. Wer diese Liebe nicht kennt, ist wie ein Vogel ohne Flügel, wie ein Reh ohne Rudel, wie ein Fisch ohne Wasser oder wie eine Nacht ohne Mond und Sterne. So ist ein Mensch, der kein BHAKTI hat (d. h. Gott in sich nicht erkannt hat), verloren. Er braucht diese Liebe, die Liebe Gottes. Dann ist er glücklich wie ein Kind, das seine Mutter gefunden hat, oder wie ein Mensch, der nach langer, langer Reise endlich an seinem Ziel angelangt ist.

Der Glaube an einen persönlichen Gott

Natürlich gibt es nur *einen* Gott: den universellen, kosmischen Gott, jene alles umfassende, kosmische Energie, jenes höchste Prinzip, das alles durchdringt. Dieser UNIVERSELLE GOTT ist überall, aber er ist *nicht sichtbar*.

Doch von Zeit zu Zeit, wenn die Schwierigkeiten auf dieser Welt überhandnehmen und sich Irrglauben ausbreitet, kommt der universelle Gott auf die Erde, nimmt Gestalt an und wird damit *sichtbar*, um seinen Ergebenen zu helfen, das Böse zu vernichten und die Religion neu erstehen zu lassen. GOTTESINKARNATIONEN – zu ihnen gehören z. B. KRISHNA, RAMA, MAHAPRABHUJI, BUDDHA, JESUS, MOHAMMED – hat es immer gegeben und wird es immer geben. Sie alle werden von den Yogis anerkannt und als göttlich verehrt.

Ein BHAKTA (jemand, der an Gott glaubt und ihn liebt) richtet seine Gebete an solch einen PERSÖNLICHEN GOTT, also an jene Form und Gestalt, in der er – gemäß seinem Glauben – Gott verehrt. Um welchen persönlichen Gott es sich dabei handelt, ist unwesentlich. Er glaubt fest an ihn, ist davon überzeugt, daß er seine Gebete erhört, spürt deutlich die Kraft seines Gottes und ist mit ihm stets in einem wunderbaren Gefühl der Liebe und Hingabe verbunden. So tut ein BHAKTI-YOGI alles in tiefer Hingabe zu Gott: jede Arbeit, jede Bewegung, jeden Gedanken. Er spricht täglich mit seinem Gott, und Gott spricht zu ihm.

Die zwei Arten des Bhakti

Ein wahrer BHAKTA nimmt alles, was ihm widerfährt, als ein Geschenk Gottes an. Er hat keinerlei Erwartungen, sondern ist Gottes Willen vollkommen ergeben. Ein solcher Bhakti-Yogi nimmt alles an, bejaht alle Situationen, vor die ihn das Leben stellt, und durchkreuzt den Plan Gottes nicht, indem er ihn um etwas bittet, sondern nimmt die Dinge so an, wie sie eben sind. Sein Gebet heißt: »Dein Wille geschehe!« Diese höhere Form des Bhakti wird PARA-BHAKTI genannt.

Andere Formen des Bhakti (APARA-BHAKTI) sind mit mehr oder weniger Selbstsucht vermischt, denn man betet zu Gott, um ihn um etwas zu bitten. Das heißt, daß man Gott zwar liebt, aber auch etwas von ihm erwartet:

– So wendet sich mancher an Gott um Hilfe, wenn er von Schmerz oder Leid geplagt wird oder sonst irgendwelche Sorgen hat.
– Andere beten zu Gott, um ihn um materielle Dinge – wie z. B. Geld, Haus, beruflichen Aufstieg – zu bitten. Sie vergessen allerdings, daß jeder einmal seinen Besitz zurücklassen muß, materielle Güter daher keinen Wert darstellen.
– Manch Suchender wendet sich auch an Gott, um ihn in seinen

Gebeten um höheres Wissen zu bitten. Er möchte wissen, was Gott ist, wer er selbst ist usw. Dabei ist wichtig, vom Gefühl und nicht vom Intellekt her zu Gott zu beten, denn ein Gebet ist sozusagen eine persönliche Konsultation bei Gott.

– Viele machen sich aber auch aufgrund ihres Gefühls und ihrer Erfahrung ein Bild von Gott, wie er zu sein, wie er zu handeln hat, und sind damit nicht wirklich offen gegenüber der göttlichen Führung in ihrem Leben.

Die neun Elemente des Bhakti-Yoga

In Indien lebte einst ein großer Yogi namens NARADA, der die Bhakti-Yoga-Philosophie verbreitete. In seinen Büchern, den »NARADA-BHAKTI-SUTRAS« beschrieb er die 9 Elemente des Bhakti-Yoga:

– SATSANG bedeutet, mit Menschen Umgang zu pflegen, die von der Wahrheit, von Gott sprechen.

– HARI KATHA bedeutet, in spirituellen und heiligen Büchern sowie in Biographien und Schriften von Heiligen zu lesen oder Vorträge darüber zu hören.

– SHRADHA bedeutet, daß man dem Meister ohne Stolz und Selbstsucht folgen, ihm dienen und auch die Lehren der heiligen Schriften hingebungsvoll annehmen soll.

– ISHVARA BHAJAN bedeutet, daß es gut ist, möglichst oft inspirierende und spirituelle Lieder zu singen.

– MANTRAJAP heißt, daß man bei allem, was man tut, ständig sein Mantra übt.

– SAM und DAM bedeuten: Man sollte Herr seiner sinnlichen Begierden sein, andere nicht bestehlen, belügen o. ä. und sich in allem mit dem zufriedengeben, was Gott einem zugeteilt hat.

– SANTO KA ADAR bedeutet, alle Menschen zu achten, die ihr Leben Gott geweiht haben – gleich, auf welcher Stufe sie sich befinden.

– SANTOSH bedeutet, sein Leben in Zufriedenheit zu führen, nie pessimistisch zu sein oder andere zu kritisieren.

– ISHVARA PRANIDHAN bedeutet, daß man Gott ohne Hintergedanken lieben und nicht denken sollte, daß man durch Hingabe an Gott dieses oder jenes erreichen werde.

Kein spiritueller Weg ohne Bhakti

Wollen wir also unser Ziel erreichen, so wird uns dies durch bloße Übungen – wie z. B. den Kopfstand – nicht gelingen, sondern wir müssen unsere INNERE LIEBE ZU GOTT entfalten, die uns hilft, die Zweifel in uns zu zerstreuen und Eifersucht, Haß, Gier und Egoismus aufzulösen. BHAKTI ist der einzige Weg, um die Befreiung zu erreichen. Und deshalb ist das Prinzip von Bhakti – die Liebe zu Gott und allen seinen Geschöpfen – auch in allen anderen Yoga-Wegen enthalten. Der spirituelle Weg ohne Bhakti ist wie Obst ohne Saft. Und so ist jeder ernsthaft Yoga-Übende – gleichgültig, welchen Weg er eingeschlagen hat – zugleich auch ein BHAKTA. MAHAPRABHUJI sagte:

»Die BHAKTAS sind Menschen; die anderen sind wie Tiere, denn schlafen, trinken, essen, lieben und Nachkommen zeugen, das können die Tiere auch.«

Doch der Mensch kann mehr. Was ihn vom Tier unterscheidet, ist seine Fähigkeit, an GOTT zu glauben, IHN zu erkennen und IHM zu folgen. Und GOTT ist immer da. Er ist überall, auch in unserem Herzen. Wenn wir in die Tiefe unseres Seins hineinlauschen, dann können wir IHN deutlich fühlen.

JNANA-YOGA

Der JNANA-YOGA ist der Weg der Philosophie. Es ist jener Weg, den Intellektuelle oft einschlagen. Aufgabe des JNANA-YOGI ist es nicht, im Hinblick auf Realität oder Nichtrealität etwas zu beweisen oder abzulehnen. Vielmehr muß er die Realität in eine Form bringen, in der er sie erklären kann, und zwar in einer Weise, in der ihr alle zustimmen können. Der JNANA-YOGA beinhaltet auch viele Elemente des RAJA-YOGA, des KARMA-YOGA und des BHAKTI-YOGA. Der Weg des JNANA-YOGA ist sehr fein – voll vom Licht des Wissens. Aber er ist nicht leicht. Der JNANA-YOGI geht einen steinigen Weg. Auch der JNANA-YOGA ist in verschiedene Teile untergliedert; wir unterscheiden vier Hauptprinzipien:

1) VIVEKA – die Unterscheidungskraft
2) VAIRAGYA – die Absage an irdisches Vergnügen
3) SHAT-SAMPATTI – die 6 Schätze im menschlichen Leben
4) MUMUKSHTVA – das Streben nach der Vereinigung mit Gott

1) VIVEKA – Die Unterscheidungskraft

Wie können wir uns im Leben orientieren und richtige Entscheidungen treffen? Man sollte meinen, mit dem GEIST (MANAS), denn seine Aufgabe ist es ja, Gedanken aufzunehmen oder zu verwerfen. So kommt uns z. B. der Gedanke, uns zur Meditation zurückzuziehen, doch wir lassen ihn gleich wieder fallen, weil der Gedanke schwimmen zu gehen uns doch verlockender erscheint. So springt der Geist unruhig von einen Gedanken zum andern. Er ist nicht imstande, eine verantwortliche Entscheidung zu treffen, da er sich immer nur von persönlichen Wünschen, vom egoistischen Streben nach einem angenehmen Leben leiten läßt.

Auch die vom Bewußtsein gesteuerte ENTSCHEIDUNGSKRAFT (BUDDHI) hilft uns nicht viel weiter, denn mit ihrer Hilfe können wir zwar das Für und Wider einer Sache abwägen und vernünftige Entscheidungen treffen, aber auch diese scheinbar logischen Entscheidungen sind noch stark von unseren egoistischen Wünschen geleitet – meist in verkappter Form – und können uns schnell auf den falschen Weg führen.

Um zu erkennen, was wirklich richtig oder falsch ist, können wir uns weder auf unseren GEIST, noch auf unsere intellektuelle ENTSCHEI-DUNGSKRAFT verlassen; vielmehr müssen wir unsere UNTER-SCHEIDUNGSKRAFT (VIVEKA) entwickeln, die völlig frei von egoistischen Wünschen ist. Wir müssen lernen, unseren Verstand richtig zu gebrauchen, statt uns von Wünschen oder Gefühlen leiten zu lassen. Das erfordert Lernen, sich intensiv mit etwas auseinanderzuset-zen – etwa mit einem Wort oder einem Thema –, so lange, bis wir es wirklich voll und ganz verstanden haben, so daß wir es in unserem Leben praktisch umsetzen können. Für den JNANA-YOGI ist Lernen in diesem Sinne ein wichtiger Bestandteil seines Übungsweges und eine Voraussetzung dafür, daß er spirituelle Fortschritte machen kann.

2) VAIRAGYA – Die Absage an irdische Vergnügen

VAIRAGYA bedeutet, jegliches Verlangen nach irdischen Vergnügun-gen und Freuden aufzugeben, denn all diese Dinge sind nach Ansicht des JNANA-YOGI *unwirklich*, und er will nichts mit ihnen zu tun haben. Das Leben ist so unwirklich wie ein Traum: Solange wir schlafen, empfinden wir den Traum als Wirklichkeit, doch sobald wir erwachen, wird uns bewußt, daß wir nur geträumt haben. Der Traum ist verschwunden, und wir erkennen, daß das, was wir geträumt haben, unwirklich war. Und da auch das Leben eines Tages zu Ende sein wird und wir in einem anderen Bewußtsein »erwachen« werden, ist auch das Leben UNWIRKLICHKEIT. Wir haben also die Wahl,
– uns entweder an den Dingen dieser Welt zu erfreuen und sie zu genießen
– oder im Sinne des VAIRAGYA zu leben und uns ausschließlich himmlischen Freuden zuzuwenden.

Wir dürfen nicht vergessen, daß sich alles dort wieder auflöst, wo es hergekommen ist. Was immer wir auch besitzen und was uns teuer ist, wir müssen uns einmal davon trennen. Eltern und Kinder, Mann und Frau werden durch den Tod auseinandergerissen. Wir gehören niemandem, und niemand gehört uns. Veränderlichkeit ist der Lauf der Natur, und die Natur ist damit UNWIRKLICHKEIT!

Im Gegensatz zu ihr verändert sich die SEELE (ATMA) nie. Sie ist echte WIRKLICHKEIT. Sie ist unzerstörbar und bleibt auch über den Tod hinaus bestehen. ATMA ist somit die *höchste Wahrheit*, gleichbedeutend mit dem *kosmischen Bewußtsein*, das die *höchste Glückseligkeit* ist. Die Form dieses ATMA ist etwa mit dem Raum vergleichbar: Raum bleibt immer Raum; man kann ihn nicht verbrennen und nicht zerschneiden. Diese Art des ATMA leidet nie. Sie ist an kein Karma gebunden.

Wie kommt es dann aber, daß wir trotz dieses unveränderlichen ATMA wiedergeboren werden und leiden müssen? Neben diesem reinen ATMA (PARAM-ATMA) besteht noch der persönliche ATMA (JIVA-ATMA). Der JIVA-ATMA ist ein individuelles Wesen in Form des persönlichen *Ichs*, das mit den Karmas verwoben ist. Mit ihm sind zugleich auch die Wünsche und das Verlangen verwickelt. Dieses individuelle Ich liegt gleichsam wie eine Hülle um den reinen ATMA.

Unsere Aufgabe ist es, durch intensives Üben diese Hülle zu entfernen, quasi »den Staub vom Spiegel zu wischen«, so daß wir das Innere, den reinen ATMA, klar sehen können. Erst wenn die Hülle gefallen ist, kann sich die erleuchtete Seele mit dem Kosmos verbinden. Doch es ist nicht einfach, uns zu reinigen und uns von dieser Hülle zu befreien. Immer wieder laufen wir Gefahr, durch das Schöne, das uns begegnet, abgelenkt zu werden. Aber wir dürfen nicht stehenbleiben, sondern müssen – uns unseres eigentlichen Zieles bewußt – weitergehen. Und dazu benötigen wir VAIRAGYA. Es bewahrt uns davor, der Verblendung dieser wunderschönen Illusionen zu verfallen und das wahre Ziel aus den Augen zu verlieren.

3) SHAT-SAMPATTI – Die sechs Schätze im menschlichen Leben

Dies dritte Prinzip des JNANA-YOGA wird in sechs Stufen unterteilt, die wir jeweils kurz darstellen:
– SAM bedeutet das Absterben sämtlicher Wünsche der Sinne. Es bedeutet aber auch, daß man keinerlei Verlangen im Geiste mehr hat. Diese Stufe ist sehr schwierig für uns, und es bedarf eines

intensiven, hingebungsvollen Übens, bis jegliches Verlangen in uns erloschen ist.

— DAM bedeutet die Freihaltung des Körpers und der Sinne von negativen Aktionen wie stehlen, lügen, schlecht über andere denken o. ä. DAM bedeutet aber auch, seine Wünsche und Hoffnungen nicht an Dinge zu hängen, die einem nicht gehören, sondern sich mit dem zu bescheiden, was Gott uns zuteilt.

— UPARATI bedeutet, über den Dingen zu stehen. Für den, der sich auf dieser Stufe befindet, haben die Vergnügungen der Sinne keine Bedeutung mehr. Er gibt sich auch in Gedanken keinen Leidenschaften mehr hin, denkt also weder an Geld und Gut noch an sexuelle oder sonstige Genüsse.

— TITIKSHA bedeutet Standhaftigkeit in dem Sinne, durch alle Schwierigkeiten einfach hindurchzugehen. Ein JNANA-YOGI muß einen starken Willen haben, Hunger, Durst, Kälte, Hitze, Schmerz oder sonstige Probleme dürfen ihn nicht stören. Auch Ruhm, Anerkennung des Namens und Vergnügungen sind ihm gleichgültig – er geht unbeirrt seinen Weg.

— SHRADHA bedeutet Vertrauen zu den heiligen Schriften und zum Guru. Gemeint sind jene Schriften, die von Propheten geschrieben wurden oder von jenen, die den Weg *selbst gegangen* sind. Da auch ein JNANA-YOGI den Weg nicht allein gehen kann, braucht er einen kundigen Führer – den GURU. Ein GURU ist also jemand, der sowohl die heiligen Schriften kennt als auch den Weg selbst gegangen ist und Gott erschaut hat. Ein solcher Meister ist ohne Zweifel imstande, uns zu führen. Ihm können wir im Sinne von SHRADHA unser volles Vertrauen schenken.

— SAMADHAN bedeutet, das Ziel nie aus den Augen zu verlieren. Was immer wir auch tun, was immer auch kommen mag, unsere gesamte Konzentration, unser gesamtes Streben sind einzig und allein auf das Ziel gerichtet, und nichts vermag uns davon abzubringen.

4) MUMUKSHTVA – Das Streben nach der Vereinigung mit Gott

Dies ist das vierte und letzte der Hauptprinzipien des JNANA-YOGA. Ein MUMUKSHTVA ist ein spirituell Suchender, jemand, der die brennende Sehnsucht im Herzen hat, die wahre Wirklichkeit kennen- zulernen und sich mit Gott zu vereinen, um dadurch MOKSHA, die ERLÖSUNG, zu erlangen. MUMUKSHTVA ist also das Streben nach der Vereinigung mit Gott.

Die vier Hauptprinzipien – VIVEKA, VAIRAGYA, SHAT-SAM- PATTI und MUMUKSHTVA – stellen nur einen kleinen Ausschnitt aus dem philosophischen System des JNANA-YOGA dar, das außer- dem auch z. B. die Philosophie der Vedanta mit einbezieht.

Es gäbe also noch viel über den JNANA-YOGA zu sagen, und man würde dennoch kein Ende finden. Es gibt auch kein Ende, denn das wirkliche Ende ist das ZIEL unseres Weges:

DIE SELBSTVERWIRKLICHUNG.

RAJA-YOGA

RAJA-YOGA ist der königliche Weg. Ein König muß selbständig, selbstbewußt und selbstsicher sein. So ist auch ein RAJA-YOGI selbstsicher, klar und tapfer. Allerdings ist auch auf dem Raja-Yoga-Weg die Befreiung (MOKSHA) nicht ohne die Leitung des Meisters möglich. Der RAJA-YOGA wird auch der »achtstufige Weg« genannt, weil er in acht aufeinander aufbauende Stufen gegliedert wird:
1) YAMA – Regeln der äußeren Disziplin
2) NIYAMA – Regeln der inneren Disziplin
3) ASANA – die rechte Sitzhaltung
4) PRANAYAMA – die Atemregelung
5) PRATYAHARA – Zurückziehen der Sinne
6) DHARANA – Konzentration
7) DHYANA – Meditation
8) SAMADHI – Versenkung
Diese acht Punkte des Yoga stellen eine Anleitung dar zur systematischen Erlangung yogischer Ruhe, Klarheit, Selbstkontrolle und Erkenntnis. Wir wollen im Folgenden auf jeden dieser Punkte näher eingehen.

1) YAMA – Regeln der äußeren Disziplin

Die Regeln der »äußeren Disziplin« bestehen aus fünf Punkten:
– AHIMSA – Gewaltlosigkeit
  Man soll versuchen, die Freiheit aller Lebewesen – ob Mensch, Tier oder Pflanze – zu beachten. (»Was du sehen kannst, ist Materie; was wachsen kann, ist Bewußtsein.«) Man soll niemandem mit Gedanken, mit Worten oder durch Taten ein Leid zufügen. AHIMSA ist auch geistig im Sinne von Nächstenliebe zu verstehen.
  Und du sollst nicht töten. Daher ist eines der wichtigsten Prinzipien des Yogi, kein Fleisch zu essen. Es ist erwiesen, daß die Nahrung, die wir zu uns nehmen, einen großen Einfluß auf unser Bewußtsein hat.

Wer Fleisch ißt, wird – gleichgültig, wie intensiv und welche Techniken er auch übt – nie das höchste Bewußtsein (SAMADHI) erlangen.

– SATYA – Wahrhaftigkeit
Wir sollen stets klar sagen, was wir als Wahrheit empfinden, aber dabei darauf achten, daß wir die Wahrheit in freundliche, sanfte Worte kleiden und nicht wie ein Messer hinschleudern. MAHA-PRABHUJI formulierte das so: »Man soll die Wahrheit sagen, aber mit Liebe.« Wir sollen uns nicht verstellen, nicht um eines Vorteils willen anderen nach dem Mund reden, keine Ausflüchte und Ausreden gebrauchen. Dabei sollten wir uns stets bewußt bleiben, daß die Wahrheit nie ganz zu verbergen ist, denn wir selbst und Gott wissen sie.

– ASTEYA – nicht stehlen
Mit Stehlen ist nicht nur das Stehlen materieller Dinge gemeint, sondern auch das Stehlen von geistigem Gut. Es bedeutet aber auch, daß wir unsere Hoffnungen nicht an Dinge hängen sollen, die einem anderen gehören, und daß wir keinen Ehebruch begehen sollen.

– BRAHMACHARYA – reiner Lebenswandel
Ursprünglich galt das Gebot der Enthaltsamkeit bis zum 25. Lebensjahr. Dies Gebot bedeutet aber auch, daß wir zwar unsere Pflichten in dieser Welt erfüllen, aber unsere Gedanken und Taten auf Gott richten sollen.

– APARIGRAHA – nicht Besitz ansammeln
Wir sollen nicht leidenschaftlich Güter ansammeln, sondern auf Gott vertrauen. Denn wir sind ohne Besitz geboren und müssen ihn auch wieder zurücklassen, wenn wir diese Welt verlassen. Besitztum ist ein Hindernis auf dem spirituellen Weg, weil mit dem Besitz die Angst verbunden ist, ihn wieder zu verlieren.
Anders ist es, wenn wir etwas aufbauen oder organisieren, das nicht nur uns selbst, sondern der Allgemeinheit dient.

2) NIYAMA – Regeln der inneren Disziplin

Die Regeln der »inneren Disziplin« bestehen ebenfalls aus fünf Punkten:
- SAUCHA – Reinheit
  Damit ist nicht die äußere, sondern vor allem die innere Reinheit gemeint. Unsere Kleider, unser Körper, aber auch unser Fühlen und Denken sollen rein sein. Dasselbe gilt für den Umgang, den wir pflegen. Wir sollten nur mit Menschen verkehren, die reinen Sinnes sind und keinen schlechten Einfluß auf uns ausüben.
- SANTOSHA – Zufriedenheit, innere Ruhe
  Wer zufrieden ist, braucht keinen Reichtum, denn er ist in sich unendlich reich. Für uns ist es sehr schwer, zufrieden zu sein, denn stets ist das Verlangen in uns; und wenn wir das, was wir wollen, nicht bekommen, sind wir enttäuscht, traurig oder zornig.
- TAPAH – Selbstbeherrschung, Selbstdisziplin
  Wir befinden uns zwar auf dem reinen göttlichen Weg, doch stoßen wir immer wieder auf Hindernisse, die uns stören: Krankheit, Gesellschaft, Verwandtschaft, Besitz, Hunger, Durst, Kälte, Hitze usw. Wir sollten jedoch versuchen, uns nicht durch solche weltlichen Dinge ablenken zu lassen und unverdrossen den eingeschlagenen Weg weiterzugehen.
- SVADHYAYA – Studium der Schriften
  Obwohl die Yoga-Praxis vor allem aus verschiedenen Techniken und Übungen und nur zum geringem Teil aus Theorie besteht, sollte der Yoga-Übende es nicht versäumen, auch Werke der anerkannten Yoga-Literatur zu lesen (BHAGAVAD GITA, UPANISHADEN, YOGA-SUTRAS des PATANJALI, Schriften über die VEDANTA, Biographien über Heilige und große Yogis).
- ISHVARA-PRANIDHAN – Hingabe an Gott
  Es gibt viele Wege und viele verschiedene Techniken. Aber so verschieden auch alle Theorien und Techniken (KRIYAS, MANTRAS usw.) sein mögen, sie helfen lediglich, uns psychisch zu reinigen und weitere Erfahrungen zu machen. SELBSTVERWIRKLICHUNG hingegen ist nur mit GURUS SEGEN und GÖTTLICHER GNADE möglich, gleichgültig, welchen Yoga-Weg wir eingeschlagen haben.

3) ASANA – die rechte Sitzhaltung

Allgemein versteht man unter ASANAS Körperübungen, die der Beherrschung und Gesunderhaltung des Körpers dienen. Im RAJA-YOGA sind mit ASANAS jedoch Sitzhaltungen gemeint, deren Zweck es ist, während der Meditation für längere Zeit bequem in aufrechter Körperhaltung zu sitzen. Eine bequeme Sitzhaltung ist unbedingt notwendig, da wir genügend Störungen und Hindernisse von außen zu überwinden haben und nicht auch der Körper noch störend wirken sollte. Wichtig ist auch, daß bei ruhiger, entspannter Haltung die Wirbelsäule völlig gerade gehalten wird, damit PRANA ungehindert fließen kann.

4) PRANAYAMA – die Atemregelung

PRANA ist das wichtigste Element im menschlichen Körper. Wir unterscheiden zwei Arten von PRANA: Einerseits ist PRANA der Atemstrom, der ein- und ausfließt, andererseits ist PRANA jene Lebensvitalität, die alle Gefühle des Körpers bis zum Bewußtsein transportiert. PRANA hält Körper, Geist und Bewußtsein zusammen. Der ganze Kosmos ist von PRANA erfüllt. Durch Atemübungen wird nicht nur das Atemsystem, sondern der gesamte Körper gesund erhalten. Das soll dem Yogi zu einem langen Leben verhelfen, in dem er seinem spirituellen Ziel möglichst nahe kommt oder es ganz erreicht. Aber natürlich geht es dem Yogi nicht nur um ein langes Leben. In jedem Menschen ruht eine verborgene Kraft, die mit Hilfe von Atmung und Konzentration erweckt werden kann, um damit sowohl sich selbst als auch anderen auf dem spirituellen Weg weiterzuhelfen.

5) PRATYAHARA – Zurückziehen der Sinne

Ein Yogi sollte jederzeit in der Lage sein, seine Sinne entweder zurückzuziehen oder ganz offen zu sein, d. h. er sollte sich in jedem Moment zwischen Introvertiertheit und Extrovertiertheit entscheiden können. Zu Zeiten der Konzentration sollte er also seine Sinne –

unabhängig von äußeren Gegebenheiten – zurückziehen können. Er sollte aber auch zu gegebener Zeit voll wach sein können – bei der Arbeit etwa – und seine Sinne im ganzen Universum herumwandern lassen, was ihm hilft, seinen Mitmenschen gegenüber offen zu sein. Selbstverständlich gibt es bestimmte Techniken, die ihn im PRATYA-HARA stärken. Erst wer die Stufe des PRATYAHARA beherrscht, kann sich der eigentlichen Konzentration zuwenden.

6) DHARANA – Konzentration

DHARANA bedeutet, Geist und Emotionen auf ein Objekt, auf einen Punkt zu konzentrieren. Meistens gelingt das nur für kurze Zeit. Andere Gedanken kommen, so daß wir die Richtung verlieren. Nicht selten werden wir uns der Unkonzentriertheit erst nach mehreren Minuten bewußt. Solange wir nicht die Fähigkeit entwickelt haben, uns zu jeder Zeit, an jedem Ort auf einen beliebigen Punkt zu konzentrieren, weil aufkommende Gedanken stören, befinden wir uns auf der Stufe von PRATYAHARA! Gute Techniken zur Steigerung der Konzentrationsfähigkeit sind die Konzentration auf eine Kerzen-flamme und das Üben des Mantra mit der Mala. Nur über die Stufe des DHARANA ist die Meditation erreichbar.

7) DHYANA – Meditation

In DHYANA verliert der Geist seine Eigenexistenz im Objekt. Das ICH existiert in der Meditation nicht mehr, weil sich die Individualität völlig im Objekt aufgelöst hat. Das Gefühl für den eigenen Körper geht verloren. Alle Techniken auf dem Weg zur Meditation sind nur Vorübungen. In der Meditation selbst gibt es keine Vorstellungen (Bilder des Intellekts) mehr. Die göttliche Kraft wird spürbar und erzeugt ein Glücksgefühl. Alle Probleme fallen ab, es bleibt nur das reine SEIN. Man hat Gefühle der Reinigung, empfindet tiefe Liebe und versteht, was GOTT ist. Denn sobald das ICH, das individuelle Ego nicht mehr existiert, erstrahlt das GÖTTLICHE LICHT im Herzen – man ist EINS. Mit der Meditation können wir alles erreichen, so z. B. Antworten auf Lebensfragen – und natürlich SAMADHI.

8) SAMADHI – Versenkung

Im SAMADHI wird SELBSTERKENNTNIS entwickelt – das HÖCH-STE BEWUSSTSEIN kommt zum Ausdruck. Damit endet auch automatisch alles KARMA. Dies gilt allerdings nur für das höchste SAMADHI (NIRVIKALPA SAMADHI), das zu unterscheiden ist von schlafähnlichen, unbewußten oder noch mit Wünschen behafteten Stufen des SAMADHI.

Höchstes SAMADHI bedeutet die Einheit von WISSENDEM, WIS-SEN und OBJEKT, d. h. der WISSENDE (Übende), sein WISSEN (wer Gott ist) und das OBJEKT des Wissens (Gott) werden *eins*.

Wer dieses SAMADHI erreicht, hört einen wunderschönen Klang und fühlt die grenzenlose Weite ohne Hindernisse. Dieser Zustand ist mit Worten nicht beschreibbar. Erreicht ein Yogi SAMADHI, ist dies mit einem Fluß vergleichbar, der nach langer, beschwerlicher Reise endlich ins Meer mündet. Nun sind alle Hindernisse überwunden, denn der Fluß ist nun für alle Zeit eins mit dem Ozean. Ebenso ist der Yogi am Ende seines Weges angelangt und wird völlig EINS MIT GOTT. Das individuelle Bewußtsein findet auf ewig Ruhe, Frieden und Harmonie – es ist befreit.

PRANA – die Lebensenergie

Prana ist Energie oder Lebenskraft, die sich in zwei Formen manifestiert, nämlich einerseits als Prana, das in zehn verschiedenen Funktionen in unserem physischen Körper wirkt, und andererseits als jene feine Energie, die im gesamten Kosmos existiert und alles durchfließt und durchströmt. Dieses Prana ist das verbindende Glied zwischen Materie und Energie, wie auch zwischen Bewußtsein und Geist.

Prana ist die vitale Energie, die unseren Geist und unser Bewußtsein miteinander verbindet. Durch das Netzwerk der »Nadis« wird auf diese Weise die Lebenskraft im ganzen Körper verteilt. Gemäß der Yoga-Schriften gibt es im Körper 72 000 Nadis, das sind Energieleitungen und -kanäle, die zwar physisch nicht sichtbar sind, jedoch in der materiellen Ebene ihre Entsprechung und Auswirkung haben. Die drei Haupt-Nadis sind:

IDA... Mondsystem, vom linken Nasenloch ausgehend, entspricht dem Sympathikus

PINGALA... Sonnensystem, vom rechten Nasenloch ausgehend, entspricht dem Parasympathikus

SUSHUMNA... zentraler Strang im Zentrum des Rückgrats, entspricht dem Zentralnervensystem

Diese 72 000 Nadis in unserem Körper sind die Überbringer und Übermittler des Lebensstromes, durch den wir leben. Yoga verstärkt den normalerweise nur schwach versorgten Hauptkanal (Sushumna). Dadurch entsteht in den Chakras und im Gehirn eine erhöhte Aktivität und bewirkt den höheren Bewußtseinszustand des Yogi.

Wir wissen, daß der Atem lebensnotwendig ist und kennen auch den chemischen Prozeß, trotzdem können wir einen Sterbenden durch Sauerstoff nicht am Leben erhalten. Es ist also nicht nur der Sauerstoff von Bedeutung. Das entscheidende Element des Lebens ist Prana.

Es gibt eine Übung, bei der wir Prana deutlich spüren können:

Breite die Arme seitlich aus und richte dabei die Handflächen nach vorn. Bewege nun die gestreckten Arme in einem Halbkreis nach vorn und führe die Handflächen langsam aufeinander zu. Bleibe dabei völlig entspannt und verringere den Abstand zwischen den Händen ganz langsam, aber kontinuierlich. Während die Handflächen einander näher kommen, wirst du einen immer stärkeren Druck verspüren oder das Gefühl, als ob tausend kleine Nadeln die Handflächen durchdringen. Bringe die Handflächen so nahe zueinander, daß der Abstand nur noch etwa einen Zentimeter beträgt. Nun scheint es, daß durch die Energie, die aus deinen Händen strömt, die Handflächen förmlich zueinander gezogen werden, das wird durch Prana bewirkt. Wenn du nun die Hände wieder auseinander nimmst, spürst du am Handrücken ebenfalls eine Kraft, die entgegengesetzt wirkt. Auch das ist Prana, denn Prana fließt ohne Hindernis durch den ganzen Körper.

An vier Stellen unseres Körpers fließt Prana besonders intensiv: durch die Fußsohlen und die Handflächen. Die Füße stehen in enger Verbindung zum Element Erde und stellen die negative Polarisierung dar. Deshalb soll man sich nicht auf die Fußsohlen konzentrieren, sondern auf die Handflächen. Die Energie der Handflächen kommt vom Herzen, sie steht in Verbindung mit dem Element Luft und stellt die positive Polarisierung dar.

Legt beispielsweise der Meister dem Schüler die Hand auf, so geht seine Energie auf den Schüler über. Der Meister gibt ihm damit seinen Segen. Der Segen ist ein transzendentaler Prozeß, in dem spirituelle Energie und vom Herzen kommende Gefühle übertragen werden.

Gemäß den klasssischen Yoga-Schriften manifestiert sich Prana in unserem Körper durch fünf Haupt-Pranas und fünf Up-Pranas.

Die fünf Haupt-Pranas sind:

PAN... die Kraft, die den Atem hereinnimmt. Ihr Sitz ist in der Herzgegend.

APAN... die Kraft, die es uns ermöglicht, den Atem auszustoßen. Sie bewirkt auch die Ausscheidung. Ihr Sitz ist in der Unterleibsregion.

UDAN... die Kraft, die die Zungennerven anregt und die Muskeln neben der Kehle bewegt, um Essen und Trinken aufzunehmen. Ihr Sitz ist in der Kehle.

SAMAN... die Kraft, die assimiliert und verdaut. Der Sitz ist im Bauch.

VYAN... die Kraft, die die Bewegung des Körpers ermöglicht. Sie wirkt in allen Teilen des Körpers.

Die fünf Up-Pranas sind:

NAGH... versieht die Funktion des Aufstoßens

KURMH... bewirkt das Schließen und Öffnen der Augenlider

DEVDAT... bewirkt das Gähnen

KARKLH... bewirkt das Niesen

DHANANJAY... bewirkt die Gasbildung im Körper

Prana selbst ist ganz rein und neutral, wie Wasser. Durch Zutaten kann Wasser verschieden eingefärbt werden. Ebenso kann man in Prana jede Qualität einmischen. Im Universum befinden sich unzählige Strömungen von Energie, Gedanken und Gefühlen, durch sie wird Prana verändert.

Reines Prana fließt in den Körper ein, doch wie es wieder herauskommt, hängt von der jeweiligen Person ab – von ihren Gefühlen und Eigenschaften, aber auch von dem Raum, in dem sie sich befindet. Die Qualität des aus einem Menschen herausfließenden Prana hat wiederum eine starke Wirkung auf andere.

Die Vitalität, die auch in den Blutkörperchen und in den einzelnen Körperzellen vorhanden ist, bestimmt den Zustand des Körpers. Je mehr Zellen absterben, umso schneller altert man – man fühlt sich schwach. Ähnlich ist es mit Prana. Je mehr Sorgen wir haben, je trauriger wir sind, desto mehr ist unser Prana gestört und geht verloren. Das wiederum bedeutet, daß wir schneller altern.

Wer immer glücklich und zufrieden ist, dessen Vitalität wächst, er strahlt Kraft aus und überträgt sie auch auf seine Mitmenschen. Deshalb sollten wir uns stets bemühen, gutes Prana auszustrahlen. Wir sollten uns immer bewußt sein, daß das Prana, das wir aufnehmen, ganz rein ist, aber durch unsere Gedanken und Gefühle verändert wird. Deshalb sollten wir stets positiv denken. Vor allem darf man nie denken, daß man krank und schwach ist oder daß man große Probleme hat. Solche Gedanken verwirklichen sich, und die Probleme werden dann tatsächlich so groß, daß wir sie nicht bewältigen können. Wir können diesen Dingen nur mit positivem Denken begegnen. Durch eine positive innere Einstellung kann unser Prana auch noch auf andere Weise wirken: es kann heilen. Legt man jemandem die Hand auf und setzt Atem und Gedanken entsprechend ein, kann man mit großer Wahrscheinlichkeit andere heilen. Allerdings setzt das Weiterleiten von Prana viel Liebe und Einfühlungsvermögen, aber auch intensives Üben voraus.

Die Qualität unseres Prana hängt von unserem Bewußtseinszustand ab und ändert sich ständig. In einem Moment kann es ganz hell – positiv – und im nächsten Augenblick ganz schwarz – negativ – sein.

Wenn du zum Beispiel erschrickst, weil du etwas Wichtiges verloren hast, so klopft dein Herz vor Aufregung und du fühlst dich ganz verwirrt. Dadurch wird dein Prana negativ beeinflußt. Findest du das Verlorene wieder, so atmest du befreit auf und fühlst dich wieder glücklich. In diesem Augenblick ist auch dein Prana wieder positiv.

Daraus kann man ersehen, wie schnell das an sich neutrale Prana in uns durch unseren jeweiligen Bewußtseinszustand seine Qualität ändern kann. Für einen Yoga-Übenden ist es daher sehr wichtig, seine Gefühle zu reinigen, um sein Prana nicht negativ zu beeinflussen. Dies geschieht durch eine positive innere Einstellung.

Die beste Technik dafür ist das regelmäßige Üben von Pranayamas. Dies sind nicht einfach Atemübungen, wie vielfach geglaubt wird. Ihr Ziel ist es, das mit der Atemluft aufgenommene Prana zu kontrollieren.

Durch positives Denken, Meditation und das Üben von Mantras wird das Prana ebenfalls rein gehalten. Durch langes und intensives Üben wird unsere Kapazität, Prana zu speichern, erhöht. Das Prana, das wir ausströmen – unsere »Ausstrahlung« – ist dann für andere deutlich spürbar. Jeder Mensch hat eine Ausstrahlung – welcher Art sie jedoch ist, hängt davon ab, wie rein seine Gedanken und sein Fühlen sind.

Früher unterschied man zwischen »Asuras«, den teuflischen Kräften, und »Devas«, den göttlichen Kräften. Es gibt sie auch heute noch – sie ruhen in jedem von uns. Unsere Aufgabe ist es, das Teuflische in uns zu besiegen und mit Hilfe von Buddhi (Verstand) und Viveka (Unterscheidungskraft) das Göttliche in uns zu entwickeln.

Prana durchfließt, durchdringt und umgibt unseren Körper auch in der Form von Licht, das in den Farben des Regenbogens sichtbar werden kann. Man spricht in diesem Zusammenhang von der »Aura« des Menschen. Natürlich ändern sich bei jedem Menschen die Farben der Aura in gewissen Abständen. Die Farben stehen einerseits in enger Beziehung zum Biorhythmus, andererseits spiegeln sie auch die jeweilige Verfassung eines Menschen wider. So sind geistige Unruhe, innere Spannungszustände und Krankheiten ebenso in der Aura erkennbar wie das Gleichgewicht von Körper, Seele und Geist, das als blau-weißes Licht den Körper umstrahlt.

Um das zu erreichen, sind Yoga-Übungen allein allerdings zu wenig. Das ganze Leben muß sich zum Positiven wenden und Liebe für alles und jeden entfalten. Wir sollen mit vollem Bewußtsein – frei von Haß, Gier, Zorn, Eifersucht, Abhängigkeit – dafür aber in Liebe, Harmonie und im Einverständnis mit uns selbst und der Umwelt leben. Dann bewältigen sich unsere Probleme von selbst. Tägliches Üben und positive Lebensweise müssen so sehr ineinander verschmelzen, daß sie eins werden. Die Übungen werden dadurch zum Leben, und das Leben wird zur Übung.

Prana ist die Qualität, die kommt und geht. Der »Transformator« für Prana ist die Seele. Arbeitet er nicht mehr, so bedeutet das, daß die Seele entweicht und kein Bewußtsein mehr im Körper vorhanden ist. Das Bewußtsein ist das Licht der Seele. Erlischt dieses Licht, verläßt auch Prana langsam den toten Körper. Es fließt zwar nach wie vor, erfährt aber keine Veränderung mehr. Es bleibt, wie es ist – neutral.

Es ist unsere Bestimmung zu sterben. Nur vergessen wir es immer wieder. Wenn wir sterben, lassen wir alles zurück – unseren Körper, Hab und Gut, Freunde und auch Feinde. Worin besteht dann der Sinn unseres Lebens? Der Sinn des Lebens besteht darin, die Wirklichkeit zu erkennen. Diese Wirklichkeit ist unsere Seele. Das ist es, was wir in der Meditation suchen, wenn wir uns die Frage stellen: »Wer bin ich?«

Erkennen wir unsere Seele, dann haben wir uns selbst verwirklicht. Selbstverwirklichung erreicht man nur durch Selbstbeherrschung, und zu Selbstbeherrschung gelangt man nur durch ausdauerndes, geduldiges Üben.

Ein Meister kann lehren, Rat und Segen erteilen, aber üben muß jeder selbst. Der Fortschritt auf dem spirituellen Weg hängt ausschließlich vom Schüler ab.

Geist und Seele

Man kann Geist und Seele mit einer Lampe vergleichen:

Die Glühbirne ist die Seele, von ihr kommt das Licht. Die Lichtstrahlen, die von ihr ausgehen, sind der Geist. Wieviel Licht nach außen dringt, hängt jedoch vom Lampenschirm ab. Es kommt darauf an, wieviel Licht er durchläßt – je nachdem, ob er durchsichtig oder undurchsichtig, geputzt oder ungeputzt, klar und rein oder fleckig und staubig ist.

Genauso verhält es sich mit Seele und Geist. Der Geist ist nicht die Persönlichkeit, sondern die Ausstrahlung der Persönlichkeit, das, was von ihr verwirklicht wurde. Wenn eine Person heilig ist, d. h. wenn sie ganz rein und klar ist, strahlt sie Heiligkeit aus. Diese Ausstrahlung ist der Geist. Wenn aber noch viele Schichten von Karma und Unwissenheit um die Seele herum sind, so kann ihr göttliches Licht nicht durchkommen und eine solche Person, die noch in der Unwissenheit gefangen ist, besitzt dann auch nicht einen so starken und strahlenden Geist wie eine selbstverwirklichte Persönlichkeit.

Was ist heilig? Heilig bedeutet göttlich.

Was ist göttlich? Göttlich ist das Selbst, die Seele, der Atma.

Was ist das Selbst? Das Selbst, das bin ich.

Das Selbst wird nie geboren, es ist unsterblich, ewig, göttlich und unveränderlich. Eine Seele braucht sich nicht zu entwickeln, sie ist vollkommen. – Nur die Umgebung, der Geist muß gereinigt werden, so daß das individuelle Bewußtsein erkennen kann, was das Selbst, das Göttliche ist.

Im Englischen kann man Geist mit »spirit of the soul« übersetzen und in dieser Bezeichnung wird klar, daß der Geist etwas ist, das von der Seele kommt und von ihr ausgeht. Dieser Geist oder Spirit besitzt Eigenschaften wie klar oder unklar, stark oder schwach, verwirrt, lebendig, schöpferisch, träge usw.

Die Seele ist das Leben, der Samen oder besser gesagt, die Kraft des Samens, aus der alles entsteht. Ein Samen ist eine starke, in sich selbst konzentrierte Ganzheit. So ist im Samen eines Baumes der ganze große Baum als feinste, dichteste und konzentrierteste Kraft oder Vibration bereits angelegt. Dieser Samen ist Gott selbst. – Er ist nicht göttlich, sondern Gott selbst; nicht heilig, sondern die Heiligkeit selbst. – Die Seele ist wie ein Licht, eine unauslöschliche Flamme. Doch durch verschiedene Karmas und Taten ist dieses Licht in uns verdeckt. So wie Feuer durch Rauch oder ein Diamant durch Staub und Schmutz verdeckt und unkenntlich gemacht werden.

Jede Flamme, sei sie eine Kerzenflamme, eine Fackel oder ein brennender Holzstoß, ist grundsätzlich gleich – sie hat dieselbe Qualität, Energie und Macht. Sie muß sich nicht entwickeln. Wenn viele Flammen zusammen kommen, so werden sie zu einer starken Kraft, zu einer Sonne und das Licht, das davon ausgeht, ist Geist oder Spirit.

Im Deutschen kann man den Geist auch als Bewußtsein bezeichnen. Bewußtsein hat mehrere Bedeutungen: Klarheit, Verständnis, Durchsichtigkeit. In der Vedanta-Philosophie wird die Seele als Sat-Cit-Ananda beschrieben. (Sat = Wahrheit, Cit = Bewußtsein, Geist, Ananda = Glückseligkeit.) Die Seele, der Atma oder das Selbst ist also Wahrheit, es ist bewußt und glückselig. Und dieses Selbst bin ich.

In der Vedanta-Philosophie gibt es ein sehr schönes Lied über den Atma:

SIVOHAM SIVOHAM | Ich bin Shiva, der befreite Atma,
SIVOHAM SIVOHAM | der Göttliche und Höchste. Ich
WAHI ATMA | bin der Atma, Satcitananda und
SATCITANANDA ME HU | unsterblich.
AMAR ATMA |
SATCITANANDA ME HU |

AKHIL VISHWA KA JO | Der Atma ist der höchste Atma
PARAM ATMA HE | des ganzen Universums. Er ist der
SABHI PRANIYO KA WAHI | Atma von allen Lebewesen. Und
ATMA HE | dieser Atma bin ich.
WAHI ATMA |
SATCITANANDA ME HU |

AMAR ATMA HE MARANA
SHIL KAJA
SABHI PRANIYO KE JO
BHITAR SAMAYA
WAHI ATMA
SATCITANANDA ME HU

Der Atma ist unsterblich. Sterblich ist nur der Körper. Der Atma ist in allen Lebewesen. Und dieser Atma bin ich.

JISE SASTRA KATE NA AGNI
JALAVE
BHUJAVE NA PANI NA
MRITYU MITAVE
WAHI ATMA
SATCITANANDA ME HU

Er kann nicht durch Waffen zerstört, nicht durch Feuer verbrannt oder durch Wasser ertränkt werden. Der Tod hat keine Gewalt über ihn. Und dieser Atma bin ich.

HE TARO SITARO ME
ALOKA JISSAKA
HE CHANDA VA SURAJA ME
ABHASA JISSAKA
WAHI ATMA
SATCITANANDA ME HU

Er scheint im Licht jedes Planeten und in allen Sternen. Er ist im Mond und in der Sonne anwesend und verleiht ihnen ihren Glanz. Und dieser Atma bin ich.

JO VYAPAKA KANKAN ME
HE VASA JISSAKA
NAHI TINA KALO ME HO
NAS JISSAKA
WAHI ATMA
SATCITANANDA ME HU

Der Atma ist in jedem Atom vorhanden und kann zu keiner Zeit zerstört werden – weder in der Vergangenheit, noch in der Gegenwart oder in der Zukunft. Und dieser Atma bin ich.

AJARA OR AMARA JISKO
VEDO NE GAYA
YA HI GJANA ARJUN KO
HARI NE SUNAYA
WAHI ATMA
SATCITANANDA ME HU

Er ist unzerstörbar, ungeboren und unsterblich. Er ist es, der in den Veden besungen wird und den Gott Krishna dem Arjuna gelehrt hat. Und dieser Atma bin ich.

AMAR ATMA
SATCITANANDA ME HU
SIVOHAM SIVOHAM
SIVOHAM SIVOHAM

Ich bin dieser Atma, ewig, frei, unendlich und göttlich. Ich bin Shiva, Wahrheit, Licht, Bewußtsein und Glückseligkeit.

Das sind die Gedanken eines Yogi während der Meditation, in jeder Situation und in jedem Zustand. Das ist der Ruf seines Selbst, der Gesang seines Herzens, seiner Seele.

So soll man also meditieren. Viele Leute fragen, worauf sie sich konzentrieren sollen, was sie während der Meditation denken sollen. Anfangs konzentriert man sich auf den Atem, auf den Körper oder auf die Entspannung der Muskeln; später denkt man an den Vollmond, an den Sonnenaufgang oder ähnliches. Doch wenn die wahre Meditation beginnt, soll man nur eines tun: ATMA CHINTAN, d. h. an den Atma denken. Denke nicht an deinen Körper, sondern überwinde ihn. Frage dich nicht, wann du keine Schmerzen mehr haben wirst. Gib alle Vorstellungen und irdischen Wünsche und Gedanken auf. Licht, Sonnenaufgang usw. sind nur wie Kinderspielzeug. Wenn der Yogi jedoch zur Stufe der Wirklichkeit kommt, dann denkt er nur eines: Wer bin ich?

Ein Yogi denkt nicht: »Näher zu Dir, mein Gott.« Sondern er sagt: »Nah zu mir, mein Gott.« Er versucht, Gott ganz nah bei sich zu fühlen.

In der Meditation soll man sein Bewußtsein immer wieder zu diesen Gedanken hinführen. Gedanken sind eine sehr starke Macht, die alles verändern können. Denken bedeutet bereits sprechen und tun. Der Gedanke, den man ausspricht, ist schon längst da gewesen und geschehen. Es ist so, als ob z. B. ein Haus einstürzt. Die Ursache dafür liegt schon weit zurück, und wir sehen nur das Ergebnis.

Wenn man also mit diesen Gedanken meditiert, so kann man sich schnell verwirklichen. Man soll nicht klein denken, nicht an das Aufsteigen der Kundalini oder an das Öffnen der Chakras usw. Das sind alles nur Anfangsstufen. Klammert euch nicht an diese kleinen körperlichen Dinge oder an Siddhis, sondern meditiert nur mit ATMA CHINTAN – seid euch dessen ständig bewußt, spürt und erlebt es. Solange man diesen Gedanken nicht hat, soll man eine Hilfe verwenden. Man muß den richtigen Samen einpflanzen und das sind die Mantras. Man muß zuerst seinen Geist reinigen und alle unnötigen Gedanken abstreifen, wie die Schlange ihre Haut, damit die Seele hervortreten kann. Das nennt man den Ruf der Seele.

Im Sanskrit gibt es zwei Begriffe: Srey und Prey. Srey ist der Wunsch nach Gotteserkenntnis, nach Brahmajnana; Prey ist der selbstsüchtige Wunsch nach den verschiedenen weltlichen Dingen. Wenn der Yogi bewußt wird, wenn sein Geist klar wird und er vom Geist seines Meisters »begeistert« ist und ihn in sich selbst verwirklicht hat, dann braucht er nicht mehr zu suchen und fragt sich nicht mehr, was er erreichen soll, denn er hat es bereits erreicht. Er hat das, was er gesucht hat, gefunden. Dann denkt er nur mehr: Wer bin ich – und versucht nun, das in sich selbst zu verwirklichen.

Wenn man in der Meditation solche Gefühle hat, dann kann man sich selbst sehen – man beginnt mit seinem Geist zu sehen. Der Geist, das Bewußtsein wird zu den Augen der Seele. So wie beim Autofahren die Scheinwerfer die Straße vor dir erleuchten, so streift dann dein Geist durch die ganze Welt (Astralwanderung). Dein Geist gibt dir alle Erfahrungen, er übermittelt dir alles und macht alles klar.

So ist dieser Satcitananda-Atma in jedem Lebewesen, in jedem Atom, in allen Planeten und Sternen – alles ist unser eigener Atma, unser Selbst. Das bedeutet, daß wir so weit kommen sollen, daß wir uns mit allen identifizieren können. Das ist nicht körperlich gemeint. Wir sollen uns nicht mit der Philosophie, der Religion, Nationalität oder der Hautfarbe der anderen identifizieren, sondern zu der Einheit finden, die über all diesen Dingen liegt.

In Maya ist immer Dualismus – in der Wirklichkeit ist Einheit. Ein Brahmajnani sieht die Einheit in den verschiedenen Formen. Er sieht zwei Krüge vor sich – er weiß aber, daß das Material, aus dem beide gemacht sind, dasselbe ist, nämlich Ton. So sieht der Selbstverwirklichte, der Gottbewußte nicht die Form, sondern das, woraus sie gemacht ist, ihre Wirklichkeit – den Atma, das Selbst.

Das alles muß man tief innerlich fühlen – die Seele muß rufen. Nur dann wird man glücklich sein und Zufriedenheit in sich selbst erlangen. Dann wünscht man sich keine Siddhis oder sonstigen Wunderdinge mehr. Man braucht dann keinen anderen mehr, um glücklich zu sein. Man braucht keinen, der einem die Hand hinhält, sondern dann bist du es selbst, der seine Hand zum anderen ausstreckt, weil du weißt: Ich bin der Atma und dieses Selbst lebt auch in ihm. Er und ich sind nicht zwei, sondern eins. Es sind nur zwei Körper, doch der Körper ist vergänglich. Wo ein Anfang ist, ist auch ein Ende. Jede weltliche Beziehung endet einmal, auch wenn sie noch so schön begonnen hat. Die wahre, innere Beziehung, Harmonie, Wärme und Liebe sind ewig. Alles andere ist Irrtum.

In unserer Zeit leidet die Menschheit sehr stark unter dem Mangel an

Liebe. Ehen und Familien zerbrechen und man wird sich bald fragen müssen, ob es überhaupt noch eine wahre Familie gibt. Immer mehr Ehen werden geschieden, und eine echte Familie, in der Harmonie und ein Gefühl der inneren Verbundenheit herrschen, kann man nur mehr ganz selten finden. In einer echten Beziehung trägt jeder zur Harmonie und Eintracht bei und keiner muß dem anderen sagen, was er tun soll. Leider ist dieses Gefühl in der heutigen Zeit zerstört worden und der Grund dafür ist, daß die Liebe falsch verstanden wird. Daraus resultieren Enttäuschung, Traurigkeit und viel Leid. Wenn man im Leben mehrmals enttäuscht worden ist, sterben das innere Selbst und alle feineren Gefühle ab. Wenn dann jemand sagt: Ich liebe dich, so fühlt das innere Selbst gar nichts mehr. So wie man bei einer Verkühlung nichts riechen kann, so kann man dann keine Liebe mehr empfinden. Deshalb soll man die Liebe richtig verstehen und die echte Liebe entwickeln – die göttliche, selbstverwirklichte Liebe zu einer Seele. Aber auch die Liebe zwischen Mann und Frau, zwischen Mensch und Mensch soll voller Harmonie sein, dann führt sie nicht zu Schmerzen, Mißverständnissen und Traurigkeit.

Das sind also die Gedanken, mit denen man meditieren soll. Wenn man das noch nicht zusammenbringt, so ist es unser Mantra, das uns ständig weiter führt und uns nah zum Satchitananda-Gefühl bringt.

Man kann nicht ununterbrochen singen und meditieren, doch die ständige Mantrawiederholung bringt uns zum Satchitananda. Du kannst es im Herzen oder im Sahasrar spüren und du sollst immer eins mit dir bleiben und den Dualismus überwinden. Solange Dualismus vorhanden ist, sind wir alle verschieden – das ist jedoch Maya, Täuschung.

Man soll Maya nicht verdammen. Wir müssen schließlich in ihr leben und daß mehrere da sind, ist auch etwas Wunderschönes. Mach dir das Leben nicht schwer, erlebe alles, was du möchtest. Freue dich daran und mache dir keine Selbstvorwürfe. Zwinge dich zu nichts. Bemühe dich jedoch, auf dem rechten Weg zu bleiben und fühle dich nie traurig oder schuldig. Über einen Fehler traurig zu sein und sich Vorwürfe zu machen, bedeutet nur, einen weiteren Fehler zu begehen. Du sollst bewußt und richtig leben. Maya kannst du nicht ändern – *du* sollst dich ändern. Der Dualismus besteht nur in der Form, und jede Form hat die Aufgabe, weiter zu wachsen und Samen zu entwickeln. Durch diese Gedanken können wir jeden Schmerz und jede Traurigkeit überwinden, sonst kommen immer wieder dieselben Gedanken: Wie kann ich es besser machen? Wie kann ich meine Probleme überwinden?

Wozu muß man etwas »besser« machen?

Wenn du es richtig machst, ist alles da, und solange es nicht richtig ist, ist nichts da.

Meditiere für dein göttliches Selbst, nicht für weltliche Dinge. An die kannst du nach der Meditation denken. Wenn die Meditation mit den Gedanken geschieht, die hier beschrieben worden sind, kommst du automatisch zu der Erkenntnis: Brahma Satya-Jagat Mithya (Gott ist die Wahrheit, die Welt ist Unwahrheit). Dann siehst du den Satcita-nanda-Atma in jedem Atom, in jedem Lebewesen, überall. Doch zuerst mußt du Ihn in dir selbst erfahren.

Dann erkennst du, daß alles andere, die ganze Maya nur ein Produkt deines Verstandes ist. Er hat diese Welt, die du vor dir siehst, erschaffen. Du siehst dann ganz deutlich, wie Er das alles erschaffen hat – die Dinge sind wie die Wellen des Ozeans. Eines Tages jedoch senken sich die Wellen wieder in den Ozean hinein und werden eins mit Ihm. So wird sich eines Tages auch diese Welt in dich hinein senken und du wirst sie nicht mehr sehen – du siehst dann nur Eines: Brahma, den Höchsten, deinen Atma.

So mache immer ATMA CHINTAN, wenn du meditierst. Denke daran, daß du stark bist, glücklich, unsterblich. Du bist das Selbst. Laß keine Gefühle der Angst, der Traurigkeit oder der Schmerzen in dir aufkommen.

Erlebe das alles jetzt, in der Gegenwart. Denke nicht an die Vergangenheit, an gestern – das ist vorbei. Denke auch nicht an die Zukunft – sie ist noch nicht da, und du wirst sie nie erreichen. Es wird immer Gegenwart sein. Morgen bleibt immer morgen und übermorgen bleibt übermorgen – du erlebst immer nur die Gegenwart. Wenn du das erkennst und fühlst, gibt es für dich keine Zeit mehr. So kannst du ohne Zeit leben und hast sie überwunden. Dann lebst du in der Mitte, bist der Zeuge. Du bist unveränderlich, nur deine Energie ist es, die den Kosmos bewegt.

Lebe also glücklich. Erlebe Maya, sei dir aber immer bewußt, wer du wirklich bist und versuche über den Dingen zu stehen – nicht nur über materiellen Dingen, Geld, Beruf, Eigentum etc., sondern auch über Religion, Nationalität und ähnlichem, denn auch das ist Maya.

Swami Sivananda, ein Schüler von Bhagwan Sri Deep Narayan

Mahaprabhuji, hat das höchste, göttliche Selbst, den unsterblichen Atma in einem wunderschönen Bhajan besungen:

Der Atma von allen ist unsterblich und göttlich.
O Gurudeva, mit diesem Atma lebst Du in jedem.
Du bist die Seele aller Lebewesen,
der vollkommene und reine Atma, die wahre Form,
so allumfassend wie der Himmel.
Die Meditation über Dich öffnet die Augen
für das Wissen über das, was ohne Anfang und Ende ist.
Dieser Atma ist unbegrenzt und steht über allem,
o Beschützer aller Bhaktas.
Dieser Atma ist unbeschreiblich und grenzenlos.
Und glücklich sind die, die ihn erreichen können.
Er steht über allen Elementen –
wahrlich, der Höchste weilt unter uns.
Alle Yogis und Heiligen meditieren über ihn,
um die höchste Glückseligkeit zu erreichen.
Höchste Verehrung Dir, mein Satguru Mahaprabhu Deep.
Durch Deine Gnade kann Dein Ergebener die Bürden
der Welt überwinden und das Meer der Unwissenheit
überqueren.
So betet Sivananda zu Dir, mein Gurudeva,
o Allmächtiger und Allgegenwärtiger.

Innerer Frieden durch Meditation

Meditation ist heute sehr populär und in allen Religionen der Erde sowie in Wissenschaft und Medizin ein bekannter Begriff. In Sanskrit wird Meditation DHYANA genannt. DHYANA bedeutet, daß der Geist seine Eigenexistenz auflöst. Wir gelangen durch Konzentration in Meditation, in einen der höchsten Bewußtseinszustände, durch die ein Yogi seinen Geist beruhigen kann.

Zuerst jedoch möchte ich erklären, was Meditation bedeutet, wohin sie uns führt, und wie man meditieren soll.

Ich warne jeden davor, ohne Unterweisung und Anleitung durch einen Meister zu meditieren. Wer das Meditieren nicht gelernt hat, soll lieber dem Weg des Bhakti folgen.

Yoga ist eines der besten philosophischen Systeme, das uns durch praktische und theoretische Unterweisung direkt zur Gotterkenntnis führt. Ein Schüler kann diese Lehre aber nur von einem erfahrenen Lehrer und Meister, einem Brahmanistha Shrotriya empfangen.

Der menschliche Körper besteht aus verschiedenen Prinzipien und Systemen. Neben dem physischen Körper existieren noch andere Körper – wie z. B. der Astralkörper –, die unberührbar und unsichtbar sind, die aber bei höherer Entwicklung oder gewisser Sensitivität erfahren werden können.

Die Yoga-Vedanta-Philosophie gibt uns eine genaue Aufstellung über all diese subtilen Funktionen und Prinzipien, die im Kosmos neben dem Atma existieren. Sie lehrt uns, all diese Systeme in uns durch praktische Anleitung zu beherrschen und zu lenken.

Gemäß dieser Prinzipien unterscheiden wir im Körper die zehn Funktionen, die ihn führen – die zehn Sinne:

die fünf Sinne der Tätigkeit oder KARMA INDRIYAS und
die fünf Sinne des Wissens oder JNANA INDRIYAS.

Die JNANA INDRIYAS rufen die Unruhe des Geistes hervor, denn der Zustand unseres Geistes hängt eng mit unserem Bewußtseinszustand zusammen. Wir kennen vier Bewußtseinszustände:

unbewußt, unterbewußt, bewußt und überbewußt.

Im *Unbewußten* liegen unsere Karmas, Samskaras oder Pralabdhas, unsere vergangenen Taten, über die wir nichts mehr wissen, verborgen. Doch gerade sie lenken und leiten das menschliche Leben.

Das *Unterbewußtsein* befindet sich zwischen Bewußtsein und Unbewußtem. Es ist auch dann aktiv, wenn wir bewußt sind. Das bedeutet, daß es auch dann arbeitet, wenn alle unsere Sinnesorgane tätig sind.

Insbesondere die fünf JNANA INDRIYAS, die Sinne des Wissens, vermitteln uns laufend Informationen und Eindrücke. Durch diese Eindrücke oder SAMSKARAS können wir sehen, hören, riechen, schmecken und fühlen.

Mit Hilfe der JNANA INDRIYAS erkennen wir unsere Umwelt. Wir sind jedoch im Wachzustand, bei vollem Bewußtsein, nicht imstande, uns auf einen einzigen Punkt zu konzentrieren, weil unser Bewußtsein immer vorwärts strebt, wie das Licht einer Taschenlampe in der Dunkelheit. So wie die Taschenlampe, wenn sie aufgedreht wird, ihren Lichtstrahl nach vorn sendet, so versucht unser Bewußtsein immerzu in die Zukunft vorzudringen. Gleichzeitig werden aber alle Eindrücke von den fünf JNANA INDRIYAS aufgenommen und an das Unterbewußtsein weitergeleitet. Das geht wie bei einer Tonbandaufnahme vor sich: hier wird alles aufgezeichnet, alle Geräusche, Stimmen, etc. Genauso zeichnen die fünf Sinne alles auf und leiten diese Eindrücke ins Unterbewußtsein weiter.

Das Unterbewußtsein liegt zwischen Bewußtem und Unbewußtem. Hier werden alle Eindrücke, alle SAMSKARAS aus der Außenwelt »verdaut« und erst dann ins Bewußtsein geleitet. Die Eindrücke ruhen dann im Unterbewußtsein, werden dort verarbeitet und gelangen schließlich, wenn sie »reif« sind, als sogenannte VASANAS oder Wünsche ins Bewußtsein.

Aber wie geht das nun vor sich?

Mit Hilfe des Geistes kommen die VASANAS oder SAMSKARAS vom Unterbewußtsein an die Oberfläche. Sie steigen auf, wie der Rauch vom Feuer aufsteigt.

Bevor das Unterbewußtsein nicht leer ist, kann die Tätigkeit des Geistes nicht gestoppt werden, denn er ist der Vermittler zwischen Unterbewußtsein und Bewußtsein. Das Unterbewußtsein aber kann nicht leer werden, bevor wir unsere Sinne nicht kontrollieren können. Deshalb müssen wir unsere Sinne kontrollieren und nicht unseren Geist.

Das *Bewußtsein* ist eng mit BUDDHI, dem Intellekt, verbunden.

BUDDHI entscheidet, formuliert oder manifestiert die aufsteigenden Wünsche in Worte oder Gedanken und leitet sie zu den betreffenden KARMA INDRIYAS.

Der Intellekt ist nicht nur ein positives Prinzip, denn er kann auch zu einer Gefahr werden. Wir nennen das BUDDHI BHRIST – wenn der Intellekt eigenmächtig und egoistisch wird. Leider wünschen sich fast alle Menschen Dinge nur für ihr eigenes Wohlergehen – sie sind selbstsüchtig.

Deshalb müssen wir VIVEKA, die richtige Entscheidungskraft, entwickeln. Viveka urteilt nicht selbstsüchtig, sondern zeigt uns ganz klar, was gut und was schlecht ist.

Manchmal schwächt Buddhi unsere Willenskraft, und wir werden zum Opfer unserer Begierden, so erzeugen wir Taten und Karmas, für die wir später leiden müssen.

Doch kehren wir nun zum Geist zurück – dem Prinzip, das die Verbindung zwischen Unterbewußtsein und Bewußtsein herstellt und die Wünsche aus dem Unterbewußtsein ins Bewußtsein bringt. Wünsche, die uns zwar bewußt werden, aber nicht erfüllbar sind, kehren ins Unterbewußtsein zurück. Im Traum versuchen wir dann, uns alle die Wünsche zu erfüllen, die wir in Wirklichkeit nicht erfüllen können. Manchmal sitzt tief in unserem Unterbewußtsein Angst, die uns sogar bis in unsere Träume verfolgt.

Wünsche, die weder in der Wirklichkeit noch im Unterbewußtsein mit Hilfe der Träume erfüllt werden können, sinken ins Unbewußte hinab. Manchmal jedoch steigen sie auf und erscheinen in unseren Träumen. Dann sagen wir:

»Heute habe ich einen ganz seltsamen Traum gehabt. Ich weiß nicht, was er bedeuten soll.«

Natürlich kann es sich hier auch um einen Traum von zukünftigen Ereignissen handeln, doch meistens kommen solche Träume aus dem Unbewußten, von Dingen, die schon lange Zeit, vielleicht mehrere Leben lang, dort geruht haben. Sie kommen herauf und sinken wieder hinab.

Das sind die Gründe, warum der Geist immer ruhelos ist. Wir können ihn nicht kontrollieren, wenn wir es versuchen, so gelingt das nur eine Zeitlang. Dann bekommen wir Depressionen, werden nervös und unruhig. Manchmal treten sogar ernsthafte geistige Störungen oder schizophrene Zustände auf.

Deshalb ist es wichtig zu wissen, daß die Kontrolle des Geistes der falsche Weg ist. Wer es trotzdem versucht, muß mit einem negativen Resultat rechnen.

Der Geist ist mit einem Fluß vergleichbar. Auch der Fluß kann nicht aufgehalten werden; selbst wenn wir Dämme aufstellen, können wir das Wasser nur eine Zeitlang zurückhalten. Es wird immer höher steigen, bis es eines Tages über den Damm fließt oder ihn sogar niederreißt. Dann ergießt sich eine gewaltige Flutwelle über das umliegende Gebiet, das heißt, daß das Unglück viel größer ist als vorher.

Nur wenn wir einen wilden Fluß regulieren, ihm ein Flußbett bauen und ihn damit in die gewünschte Richtung lenken, können wir ihn kontrollieren. Wir können ihn aber niemals aufhalten; und ebenso sind wir nicht in der Lage, unseren Geist zum Stillstand zu bringen – doch wir können auch ihm eine bestimmte Richtung geben.

Nun ist es natürlich sehr wichtig, in welche Richtung wir unseren Geist lenken.

Das Ziel des Yoga ist es, uns zu Selbstverwirklichung, Gottbewußtsein und ATMA-JNANA zu führen. Der Weg dorthin führt über die Kontrolle unserer Sinne – der KARMA INDRIYAS und JNANA INDRIYAS – und die gleichzeitige Regulierung unseres Geistes.

Daher sollen wir bei unserer Arbeit und sonstigen Tätigkeiten nur solche Dinge verrichten, die positiv und selbstlos sind.

Bei der Meditation und zur Erlangung des geistigen Friedens sollen wir unserem Geist durch das Mantra eine bestimmte Richtung geben.

Wir unterscheiden zwei Arten von Mantras:

das GURU-MANTRA, das länger ist

das BIJA-MANTRA, das sehr kurz ist.

Beide Mantras müssen von einem Brahmanistha Shrotriya Satguru-deva übermittelt werden.

Das *Guru-Mantra* hat bei der Überwindung der karmischen Ursachen in unserem Leben den größeren Effekt. Es hilft uns aber nicht so gut, die VRITTIS (Wellen) in unserem CITTA (Bewußtsein) zu glätten. Immer wieder bringen die CITTA-VRITTIS Unruhe in unseren Geist. Um sie zu beruhigen und geistigen Frieden zu erlangen, ist das *Bija-Mantra* notwendig. Das Bija-Mantra ist wie ein Samenkorn, aus dem ein riesiger Baum entstehen kann. Es birgt also eine große innere Kraft und Macht in sich. Nur durch das Bija-Mantra kann der wahre Frieden des Geistes gewonnen werden. Nur durch das geistige Training mit dem Bija-Mantra können wir Gottes Segen und die Führung und Gnade des Guru (GURU-KRIPA) erhalten.

Weder Hypnose noch Selbstsuggestion können uns zu diesem andauernden Frieden verhelfen; diese Methoden wirken höchstens eine bestimmte Zeit.

Viele Aspiranten ändern plötzlich ihre Meinung und wechseln sogar den Weg, weil sie die GURU-KRIPA nicht erkannt haben. Sie waren nur direkt oder indirekt durch ihre eigenen Vorstellungen hypnotisiert oder haben noch nicht erkannt, was ihr inneres Selbst sucht.

Die ewige Glückseligkeit (ANANDA), der wahre Frieden des Geistes, kann nur durch die GURU-KRIPA und durch systematisches Üben von Meditation und Bija-Mantra erlangt werden. Ohne Mantra ist jede Meditation leblos wie eine Statue.

Das Bija-Mantra jedoch, das ein fortgeschrittener Schüler von seinem Meister bekommt, ist ein lebendiger Samen im Herzen des Schülers. Aus dem kleinen Samen wächst eines Tages ein riesiger Baum, der selbst Millionen von Samen hervorbringt.

Auch der SATSANG verhilft zu geistigem Frieden. Der SATSANG ist eine der besten Yoga-Übungen, genauso wie die Meditation.

Wir sollen auf die folgende Weise meditieren:

Denke während der Meditation nicht an weltliche Dinge und Wünsche. Wenn solche Gedanken kommen, kannst du sie nicht stoppen. Verwende das Bija-Mantra oder verfolge die Gedanken des ATMA CHINTAN:

»Ich bin der Atma, SAT-CIT-ANANDA. Er kann vom Feuer nicht verbrannt und vom Wasser nicht ertränkt werden. Der Tod hat keine Macht über ihn. Er ist unzerstörbar, ewig, unbeschreiblich, göttlich – und dieser unsterbliche Atma bin ich.« Diese Gedanken oder das Bija-Mantra sollen ständig im Geist des Yogi oder des Meditierenden sein.

Das Bija-Mantra sollte durch fortwährendes Üben in das Stadium des AJAPA übergehen. Bhagwan Sri Deep Narayan Mahaprabhuji beschreibt in seinen Bhajans eingehend die Techniken des AJAPA. Die meisten dieser Techniken findet ihr in seiner Biographie, die von meinem Meister, Seiner Heiligkeit Paramhans Swami Madhavananda verfaßt wurde.

Die Gedanken: »Ich bin der Sat-Cit-Ananda Svarupa Atma« werden Atma Chintan genannt. Fortwährendes Atma Chintan, Ajapa und

Satsang sind die drei wichtigsten Dinge, um geistigen Frieden zu erlangen.

Dann erreicht der Meditierende den vierten geistigen Zustand, das *Überbewußtsein*. Hier werden Wissender, Wissen und Objekt des Wissens eins. Der Meditierende erfaßt nun bewußt den unbeschreiblichen, ewigen Frieden und immerwährende Glückseligkeit (Ananda). Er weiß, daß seine Seele für immer befreit und eins mit dem Göttlichen Selbst wird. Das ist das Ziel der Meditation und das Ergebnis, das aus dem inneren Frieden des Geistes entsteht und zu dem uns der Yoga-Weg führt.

Ich bete zu dem allmächtigen Gott, daß alle Suchenden diesen Zustand des Göttlichen Bewußtseins erreichen mögen.

OM SHANTI SHANTI SHANTI.

Fasten

Es gibt zwei grundlegende Motive, aus denen man fasten kann:

1. *Das spirituelle Fasten* zur Entwicklung der Willenskraft und der Spiritualität.
2. *Das Fasten aus gesundheitlichen Gründen*
   - zur Gewichtsabnahme
   - zur Entschlackung
   - zur Beseitigung von Schlafstörungen
   - zur Erlangung innerer Harmonie
   - zur Überwindung von Müdigkeit

Beide Arten des Fastens sollen nur unter Aufsicht und Anweisung einer erfahrenen Persönlichkeit durchgeführt werden. Beim spirituellen Fasten ist dies der Meister, beim Fasten für das physische Wohlergehen ist es ein Arzt.

Will man aus gesundheitlichen Gründen und zur Gewichtsabnahme fasten, so kann man dies jederzeit und ohne die Beachtung formeller Regeln tun.

Das Fasten für die Entwicklung der Spiritualität ist jedoch ganz bestimmten Zeiten und Regeln unterworfen. Beim spirituellen Fasten ist das Bewußtsein von Bedeutung, ebenso wie die Vorbereitung und Gestaltung des Fastentages. Alle Dinge, die bewußt durchgeführt werden, haben eine weitaus größere Wirkung auf die Psyche und den geistigen Fortschritt als unbewußte Tätigkeiten.

Für spirituelle Aspiranten bedeutet Fasten nicht nur, auf eine oder zwei Mahlzeiten zu verzichten, sondern auch die Überwindung vieler Eigenschaften und Gedanken, und die Zurückhaltung von unnötigen Tätigkeiten. Der Fastentag soll ein bewußtes, selbstloses, körperliches und geistiges Opfer sein. (Würde die ganze Menschheit einen Tag in der Woche fasten, wären sowohl das Hungerproblem in unserer Welt als auch viele Gesundheitsprobleme der Industriestaaten gelöst.)

Fasten hat keine religiösen Gründe, sondern es ist eine Schulung der Selbstdisziplin und eine Möglichkeit zur besseren Selbsterkenntnis. Man vergrößert seine inneren Kräfte und kann so das Leben in dieser Welt besser bewältigen. Man lernt seine eigenen Gedanken kennen und seine Fähigkeit, das, was man sich vorgenommen hat, auch durchzuhalten. Die Schulung des Durchhaltevermögens bei einer selbstgestellten Aufgabe ist für Yoga-Aspiranten besonders wichtig, um die täglichen Übungen sicher und regelmäßig ohne »innere« Diskussion und Argumentation durchführen zu können. Durch Fasten gewinnt man außerdem mehr Intuition, feinere und sensiblere Gefühle. Man erhebt sich über die grobstoffliche Ebene und intensiviert den Kontakt zu den feineren Elementen und den Naturgesetzen. Dadurch kann man die Strahlungen und Wirkungen der Planeten und kosmischen Kräfte besser verstehen.

Die Tage, an denen man fasten soll, sind gemäß den Positionen der Planeten und der Phasen des Mondes genau festgelegt. Die Planeten üben einen großen Einfluß auf unser Leben aus, ganz besonders groß ist jedoch der Einfluß der wechselnden Mondphasen auf den Fluß der Energie im Kosmos.

Die Strahlung der Sonne ist konstant, deshalb ist ihre Wirkung auch immer gleich stark. Die Wirkung des Mondes ist jedoch hundertmal stärker, allerdings auch weitaus wechselhafter als die der Sonne.

Die verschiedenen Mondphasen beeinflussen die gesamte Natur und das Bewußtsein.

Im Kosmos gibt es zwei starke Kräfte: die Kraft der Sonne und die des Mondes. Die Sonne symbolisiert das Bewußtsein und der Mond die Gefühle und Emotionen. Gefühle sind tausendmal stärker als das Bewußtsein. Sie sind jene Energie, die alles, was existiert, bewegt und verändert.

In der Dichtung wird der Ozean oft als Symbol für den Frieden verwendet, weil er in seiner unendlichen Tiefe ganz ruhig und bewegungslos ist. Doch zur Zeit des Vollmondes, wenn seine Strahlung am stärksten ist, wird sogar er in Bewegung versetzt. Die höchsten Wellen und stärksten Stürme treten meist einige Tage vor und einige Tage nach dem Vollmond auf.

Auch im Tierreich macht sich der Mond bemerkbar. Katzen, Hunde, Wölfe, Tiger und auch die Menschen sind in den Vollmondnächten besonders unruhig. Sie werden von verschiedenen Gefühlen heimgesucht und bewegt wie die Wellen des Ozeans. Frauen werden davon besonders stark betroffen. Sie sind in diesen Tagen sehr gefühlsbetont, manchmal depressiv, nervös oder reizbar. Man kann sagen, die Frau ist das Prinzip der Gefühle selbst – der Mond stellt ja das weibliche Prinzip dar. Wenn nun diese Gefühle und Emotionen noch verstärkt werden, haben sie natürlich noch mehr Auswirkungen auf das äußere Leben.

Diese Gefühlsäußerungen bedeuten jedoch keinen Verlust von Kraft, sondern ein Fließen der Energie. Sie fließt an diesen Tagen verstärkt.

Warum bekommen manche Menschen trotzdem Depressionen?

Diejenigen, die depressiv werden, sind nicht imstande, diese Energie oder diese Gefühle nach außen strömen zu lassen. Sie sind irgendwie blockiert und deswegen fühlen sie sich nervös, gereizt und mutlos. Gerade an diesen Tagen besteht jedoch eine große Chance, das innere Selbst zu reinigen. Durch die starke Energie, die in diesen Tagen in uns hineinströmt, kann unsere eigene, blockierte Energie zum Fließen gebracht werden.

Es ist wie mit einem Abfluß oder einem kleinen Kanal, in dem sich viel Schmutz angesammelt hat und der dadurch verstopft ist. Um ihn zu reinigen, nimmt man einen Schlauch, schließt ihn an eine Wasserleitung an und spült den Abfluß mit einem starken Wasserstrahl durch, so daß aller Schmutz aus ihm herausfließt. So wirkt auch dieser Energiestrom auf alle blockierten Gefühle und Komplexe. Durch Mantra und Fasten werden die vier ANTAHKARANA (innere Funktionen) gereinigt. Diese vier ANTAHKARANA sind: Manas (Geist), Buddhi (Verstand), Citta (Bewußtsein) und Ahamkara (Ego).

Das ist also die Zeit, in der man sich öffnen und alles herausfließen lassen kann. Man fühlt sich dann ganz leicht und entspannt. An diesen Tagen soll man also fasten. Fasten bedeutet, nichts von außen zu sich nehmen. Man soll sich während des Fastens ganz bewußt sein, warum man es tut, und nur diese intensive Energie in sich aufnehmen.

So wie die Vollmondnacht, hat auch die Nacht des Dunkelmondes ihre bestimmte Wirkung. Diese Wirkung ist, daß an diesem Tag alle inneren Bewegungen oder Gefühlsregungen blockiert sind. Und diese blockierten Gefühle und Emotionen können durch bestimmte Handlungen, die PARAMARTHA – gute Taten – genannt werden, gelöst, gereinigt oder aufgebrochen werden.

Paramartha bedeutet selbstloses Handeln oder etwas für jemanden anderen opfern. Man opfert z. B. die Hälfte seines Essens den Vögeln oder Fischen, bzw. Bettlern, Bedürftigen oder Gästen. Es bedeutet, etwas von dem herzugeben, was einem gehört.

In den mondlosen Nächten soll man bestimmte Dinge nicht durchführen. Man soll z. B. keine Pflanzen einsetzen oder beschneiden, keinen Grundstein für ein Haus legen o. ä., weil das gegen die Naturgesetze verstößt. Wenn man wissentlich oder unwissentlich dagegen verstößt, wird man Mißerfolg und Unglück ernten.

Der Mondzyklus läuft folgendermaßen ab:

Es beginnt mit dem Vollmond; dieser Tag wird nicht mitgezählt. Am Tag danach beginnt der Einfluß des Mondes zu wechseln, er nimmt ab bis zum 11. Tag, d. h. bis 4 Tage vor Neumond. In diesen letzten vier Tagen verändert sich sein Einfluß ganz radikal und hat schließlich die total gegenteilige Wirkung. Am 15. Tag nach Vollmond verschwindet der Mond dann ganz vom Himmel. Zwei Tage später erscheint er wieder ganz schmal und ganz niedrig am Horizont als »Neumond«. (Er erscheint zwar in Wirklichkeit schon am 11. Tag wieder, doch ist er da der Sonne so nah und so dünn und klein, daß man ihn nicht sehen kann.) Für uns ist er erst am zweiten Tag sichtbar, und von da an beginnt er wieder zuzunehmen. Dieser 2. Tag ist sehr einflußreich, und auch da soll, ebenso wie am 11. Tag, gefastet werden. Am 15. Tag ist dann schließlich wieder Vollmond. Das ist der komplette Zyklus.

In Wirklichkeit sind es jedoch 16 Nächte und ihre Wiederholung. Das wird SOLAH KALA genannt. Kala heißt Wunder, Wachstum oder Siddhi. Dies entspricht den 16 Siddhis des Yogis und derjenige, der mit allen 16 Kalas bereits geboren ist, wird NARAYAN, die wahre Inkarnation Gottes, genannt. Das waren z. B. Mahaprabhuji und Krishna. Es gibt auch Yogis, die durch das Praktizieren verschiedener Übungen und die Befolgung von bestimmten Disziplinen nach und nach diese Kalas entwickeln können, doch das ist ein sehr harter und schwieriger Weg.

Das sind also die Einflüsse des Mondes auf unser Bewußtsein.

Es gibt noch andere Beeinflussungen durch Himmelskörper, und zwar durch die sieben Planeten.

Die Planeten beeinflussen jeden individuell, je nach seiner Geburtsstunde. Es ist so ähnlich wie mit den Jahreszeiten: Winterfrüchte kann man nur im Winter und Sommerfrüchte nur im Sommer ernten. Jedem der sieben Planeten entspricht ein Tag der Woche. Man kann den Einfluß der Planeten jedoch nicht generell beschreiben, da sie, wie gesagt, jeden Menschen individuell beeinflussen. Für das Fasten gilt jedoch, daß man am Montag, dem Tag, der Shiva geweiht ist, und am Donnerstag, dem Tag des Jupiter oder des Guru, fasten kann.

Der zweite Aspekt des Fastens ist die Entwicklung der eigenen

Willenskraft. Wenn man etwas erreichen oder unter Aufbietung seines ganzen Willens tun will, so fastet man so lange, bis man dieses Ziel erreicht hat. Es gibt noch eine andere Art: Manche sehr willensstarke Menschen, die etwas Bestimmtes verwirklichen wollen, sprechen einen Schwur aus und geloben sich, so lange an einem bestimmten Tag zu fasten, bis sie ihr Ziel erreicht haben. Durch ihr Fasten bekommen sie ihren Wunsch erfüllt. (In Indien gibt es bestimmte Tage, an denen die jungen Mädchen fasten, um einen guten Ehemann oder einen Bruder zu bekommen.)

Wenn man einen ganzen Tag fastet, bedeutet das natürlich, daß man hungrig ist. Man würde gern essen, doch man sagt zu sich selbst: »Nein, heute esse ich nichts, denn ich faste.« Wenn der Wille nicht stark genug ist, dann kann man einige Nüsse, Früchte oder Milch zu sich nehmen. Doch das bedeutet, daß die Willenskraft noch nicht genügend entwickelt ist.

Fasten bedeutet jedoch nicht nur das Trainieren der Willenskraft, sondern auch zu lernen, auf etwas zu verzichten. Deshalb soll man an diesem Tag sein Essen für andere opfern.

Wenn man aus spirituellen Gründen, für seine geistige Entwicklung fastet, soll man die ganze Zeit dessen eingedenk sein, warum man fastet und sich das Versprechen gegeben hat, an diesem Tag nichts zu essen. Es macht sehr glücklich, wenn man sein Gelöbnis einhalten kann. Man fühlt sich physisch und psychisch leicht und entspannt. Man kann sich leichter konzentrieren und die Dinge, die man tun will, durchführen. Die Gefühle werden klar und intensiv und man kann seine Energie bewußter einsetzen und lenken, weil die Energie in den Tagen, an denen der Mond sich ändert, besonders intensiv fließt. Fasten wirkt sehr intensiv. Man fühlt sich körperlich und geistig gereinigt, so wie Gold im Feuer gereinigt wird.

Wie soll man nun den Fastentag durchführen und das Fasten beenden? Diese Punkte sind für den spirituellen Aspiranten ebenfalls von sehr großer Bedeutung.

Wie soll der Fastentag eingeteilt werden? Man weiß vorher, daß man an diesem Tag fasten wird, und bereitet sich schon ein oder zwei Tage darauf vor. Man kauft keine Lebensmittel mehr ein und stellt sich innerlich auf den Tag ein.

In der Früh steht man auf, wäscht sich, zündet eine Kerze an, macht seine Morgenmeditation und danach die Asanas. Man liest ein Kapitel aus einem heiligen Buch. Dann geht man zu seiner Arbeit. Den ganzen Tag über denkt man positiv und ist sich bewußt, daß es ein besonderer Tag ist. Wenn man am Nachmittag heimkommt, wäscht man sich wieder, kleidet sich um und beginnt, Prasad vorzubereiten. Das Prasad soll mit Milch hergestellt sein: Halwa, Milchreis oder ähnliches. Daneben kocht man das normale Abendessen: Reis, Polenta, Kartoffeln, Gemüse usw., für sich und seine Familie oder Freunde. Das Prasad und auch das Essen soll man mit ganz positiven Gedanken vorbereiten, sein Mantra sagen und spirituelle Lieder singen. Wenn man mit dem Kochen fertig ist, geht man zu seinem Altar, seinem Meditationsplatz bzw. in den Meditationsraum, zündet eine Kerze an und stellt Blumen oder Früchte auf.

Das Licht symbolisiert die Anwesenheit des Höchsten, es steht für Erkenntnis und Weisheit, und die Blumen, Früchte und Räucherstäbchen sollen ein Opfer an die positiven Kräfte des Universums sein. Dann setzt man sich allein oder zusammen mit seiner Familie oder Freunden, die das gleiche geistige Lebensziel verfolgen, vor den Altar und liest spirituelle Texte, singt Kirtan und Bhajans. Dann spricht man ein Gebet, teilt zuerst das Prasad aus, indem man folgendes Mantra spricht:

BRAHMARPANAM BRAHMA HAVIR BRAHMAGNAV BRAHMANA HUTAM
BRAHMAI'VA TENA GANTAVYAM BRAHMA KARMA SAMADHINA

Diese Opferhandlung ist Brahma. Das Opfer (die Nahrung) ist Brahma. Der, der das Opfer darbringt, ist Brahma. Das Feuer (der Verdauung) ist ebenso Brahma. Brahma wird von dem erreicht, der Ihn in seinen Werken erkennt.

Danach wird das vorbereitete Essen ausgeteilt und gegessen. So sollte sich das Ende des Fastentages gestalten.

Spirituelle Aspiranten leben immer vegetarisch. Sie essen kein Fleisch, keinen Fisch und keine Eier. Sie meiden außerdem Alkohol und jede Art von Drogen. Wenn man in schwierigen Umständen lebt und diese Regeln nicht immer befolgen kann, so soll man sie wenigstens am Fastentag, einmal in der Woche, bzw. einmal im Monat bei Vollmond befolgen.

In der Bhagavad Gita, aus der auch das vorhin zitierte Mantra stammt, mit dem das Prasad dargebracht werden soll (4. Kapitel, Vers

24), steht in den folgenden Versen (25–32) beschrieben, wie ein wahres Opfer, das der geistigen Überwindung und Selbstzucht dienen soll und zur Erlösung und Befreiung führen soll, beschaffen ist:

»Einige Yogis opfern den Göttern, andere bringen im Feuer des Höchsten durch das Opfer selbst das Opfer dar.

Einige opfern das Gehör und die anderen Sinnesorgane in das Feuer der Selbstüberwindung, andere opfern den Laut und die anderen Sinnesobjekte in die Sinnesfeuer.

Einige wieder opfern alle Handlungen ihrer Sinne und die Werke ihrer Lebenskraft in das vom Wissen entzündete Feuer des Yoga der Selbstzucht.

In gleicher Weise opfern einige ihren materiellen Besitz oder ihre Askese oder ihre geistigen Übungen, während andere, die sich gezähmt und strenge Gelübde abgelegt haben, ihr Studium und ihre Kenntnisse opfern.

Andere wieder, die auf Atem-Regelung bedacht sind und die Wege des prana (Aushauch) und apana (Einhauch) in Schranken halten, gießen den prana als Opfergabe in den apana und den apana in den prana.

Während andere, die ihre Nahrung einschränken, ihre Lebenshauche als Opfergabe in die Lebenshauche gießen. Sie alle sind Kenner des Opfers (wissen, was Opfer ist) und vernichten durch das Opfer ihre Sünden.

Diejenigen, die vom Opfer übrig bleibende heilige Speise essen, gehen ein in das ewige Absolute. Diese Welt, o Arjuna, ist nicht für einen geschaffen, der kein Opfer vollzieht; wieviel weniger irgendeine andere Welt!

So sind viele Arten von Opfern im Antlitz Brahmans ausgebreitet (d. h. hervorgebracht als Mittel, das Absolute zu erreichen). Wisse, daß sie alle aus dem Werke entspringen. Dieses wissend, wirst du erlöst werden.«

(Übersetzung von S. Radhakrishnan)

Zusammenfassung

— Wesentlich für einen spirituellen Fastentag ist nicht nur, daß man wenig oder gar nichts ißt, sondern auch das Bewußtsein, mit dem man ihn durchführt. Erst dann wird der Fastentag eine spirituelle Übung, die uns auf dem Yogaweg weiterführt, und ein Opfer und eine Liebesgabe für Gott, unseren Meister und unsere Seele.

— Am Fastentag soll man, wenn möglich, jede feste Nahrung vermeiden und erst am Abend eine leichte Mahlzeit (Halwa, Milchreis, Gemüse, Reis etc.) zu sich nehmen. Ist dies aus konstitutionellen Gründen nicht möglich, wenn z. B. starkes Schwächegefühl oder Kopfschmerzen auftreten, so kann man zwischendurch etwas Milch oder Obst zu sich nehmen.

Kräutertee oder Wasser kann man selbstverständlich nach Bedarf trinken.

— Traditionelle Fasttage gemäß der Stellung des Mondes oder der Planeten:

Vollmond- und Neumondtag,

der 2. und 11. Tag des zunehmenden und abnehmenden Mondes,

Montag, der Tag, der Shiva geweiht ist,

Donnerstag, der Tag des Guru,

der 5. Dezember, der Tag, an dem unser göttlicher Meister Bhagwan Sri Deep Narayan Mahaprabhuji ins Mahasamadhi einging.

Paramhans Swami Maheshwarananda und seine Lehre

Paramhans Swami Maheshwarananda stammt aus Rajasthan in Nord-
indien, wo er im Dorf Rupawas, im Bezirk Pali, geboren wurde. Bereits
mit dreizehn Jahren begann er seine Ausbildung in Theorie und Praxis
des Yoga und der Vedanta-Philosophie bei seinem Meister Paramhans
Swami Madhavanandji, einem weit über die Grenzen Indiens bekann-
ten und geschätzten Meister. Im Alter von siebzehn entschloß er sich
endgültig, sein Leben ganz der Yoga- und Vedanta-Philosophie und
dem Dienst an der Menschheit über alle nationalen, sozialen und
religiösen Grenzen hinaus, zu widmen. Die Yoga-Vedanta-Philosophie
ist jene Philosophie, die frei ist von Dualismus und auf der Gleichheit
aller Menschen basiert, unabhängig von Religion, Rasse und Nationalität.

P. Sw. Maheshwarananda erhielt von seinem Meister die Swami-
Weihe nach den Regeln des Sri Deva Dungary Sannyas Ashram, dem
Haupt-Ashram seines Satguru Bhagwan Sri Deep Narayan Mahaprabhuji. Bereits kurze Zeit danach kam er mit der Aufgabe nach Europa,
den Menschen durch Yoga eine wirksame Lebenshilfe anzubieten. P.
Sw. Maheshwarananda gründete in Wien die Österreichisch-Indische
Yoga-Vedanta Gesellschaft als eine der ersten Gesellschaften zum
besseren Verständnis und zur Verbreitung der Idee des Yoga im Westen
sowie zum Austausch kultureller Beziehungen zwischen Ost und West.
Bald folgten Gründungen von Zentren in vielen Ländern Europas, in
den USA und Kanada. Auf zahlreichen Reisen besucht P. Sw. Maheshwarananda seine Schüler in aller Welt und hält Yoga-Seminare und
Vorträge.

Durch seine lange Tätigkeit in Europa wurde P. Sw. Maheshwarananda mit dem westlichen Lebensstil und den spezifischen psychischen
und physischen Problemen des westlichen Menschen der heutigen Zeit
vertraut – wie etwa Streß, psychische Anspannung, psychosomatische
Probleme sowie der Suche nach dauernden Werten und echtem Lebens-
inhalt. Er entwickelte auf Basis der Jahrtausende alten Yoga-Tradition
seine auf den westlichen Menschen abgestimmte Methode »Yoga und

das tägliche Leben« – ein Programm, das den Menschen in all seinen Aspekten, körperlich, geistig und seelisch, berücksichtigt und durch aufeinander abgestimmte Körper-, Atmungs- und Entspannungstechniken sowie stufenweise aufbauende Konzentrations- und Meditationsübungen harmonisierend auf allen Ebenen des Seins wirkt. Die Übungen sind problemlos auch von weniger gelenkigen Menschen auszuführen und bauen langsam von einfachen Beweglichkeitsübungen zu den schwierigeren und höheren Yoga-Asanas auf.

Dieser einfache und effektive Weg, alle Zweige des Yoga zu vereinen und zu lehren (Asanas, Pranayamas, Konzentration und Meditation, Kriya-Yoga, Hatha-Yoga und die Grundlagen der vier Yoga-Wege des Karma-, Raja-, Jnana- und Bhakti-Yoga), basiert sowohl auf den alten Yoga-Schriften als auch auf den heutigen wissenschaftlichen Erkenntnissen. P. Sw. Maheshwarananda überzeugt nicht nur durch seine eindrucksvolle Kompetenz auf allen Gebieten des Yoga, sondern nicht zuletzt auch durch seine Offenheit und sein Verständnis für die Probleme der westlichen Lebensweise sowie durch seine liebenswürdige Spontaneität, mit der er rasch alle Herzen gewinnt.

In Indien widmet sich P. Sw. Maheshwarananda zahlreichen seelsorgerischen und sozialen Aufgaben. Unter anderem hält er dort Yoga-Seminare für Lehrer als Teil des Bestrebens, Yoga in allen öffentlichen Schulen einzuführen. Auch in Europa und Kanada sind seine Bemühungen erfolgreich, Yogaübungen als Therapie für physische und psychische Rehabilitation und zur Behandlung Drogenabhängiger einzusetzen.

Aufgrund des großen Interesses an Yoga und des tiefen geistigen Bedürfnisses vieler Menschen, dem P. Sw. Maheshwarananda in allen Teilen der Welt begegnet, entstand der Plan, eine große spirituelle Gemeinde zu gründen, für die er mit der Gründung der Gesellschaft »International Vishwa Deep Gurukul« in Indien den Grundstein gelegt hat.

Bhagwan Sri Deep Narayan Mahaprabhuji

So wie Paramhans Swami Maheshwaranandas System »Yoga im täglichen Leben« im uralten, traditionellen Yoga verankert ist, so ist auch er in der Tradition seines Meisters Paramhans Swami Madhavanandji und dessen Meister Mahaprabhuji – wie der Name bereits sagt, ein »großer Meister« – verwurzelt.

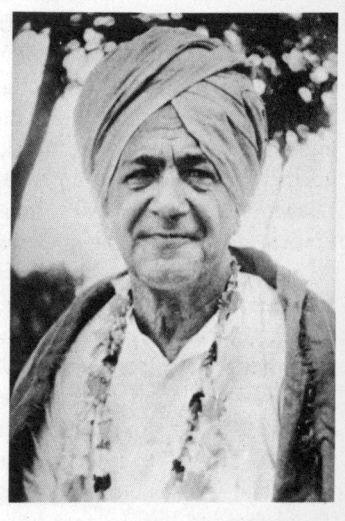

Wer mit der östlichen Philosophie ein wenig vertraut ist, weiß, daß die Beziehung zwischen einem Meister und seinem Schüler von einer besonderen Bedeutung und Innigkeit ist, die seit altersher ausführlich unter den verschiedensten Aspekten in Schriften und Gesängen dargelegt wird. Der Meister gibt sein ganzes Wissen, seine Erfahrung und sein Mitgefühl an den Schüler weiter, bis dieser selbst zu einer verwirklichten Persönlichkeit, einem Meister herangereift ist. Dementsprechend ist auch der Schüler mit der Tradition und dem Gedankengut des Meisters tief verbunden.

Es gibt aber auch Menschen, die bereits als Wissende oder große Meister geboren werden und in selbstloser Weise ausschließlich dafür wirken, den Lebewesen geistige Freiheit zu vermitteln und sie ihrer ursprünglichen Natur wieder zuzuführen. Als ein solcher großer Meister, der das Dasein unzähliger Menschen bereicherte und erleuchtete, wird Bhagwan Sri Deep Narayan Mahaprabhuji, der Satguru P. Sw. Maheshwaranandas, verehrt und respektiert. Mahaprabhuji, wie ihn seine Schüler und Verehrer nennen, lebte bis 1963 in seinem Ashram in Bari Khatu in der Rajasthanischen Wüste Thar. Er wurde bereits zu Lebzeiten als großer Heiliger und gottverwirklichter Meister verehrt. Viele heute noch lebende Zeitgenossen berichten von seinen Wundertaten, von der Kraft seiner Ausstrahlung, seines Wesens und seiner Worte, die von tiefer Weisheit und dem Licht der Wahrheit durchdrungen waren. Seine die ganze Welt und alle Lebewesen umfassende Liebe sprengte alle Schranken von Nationalität, Religion und sozialem Stand – er nahm gleichermaßen Hindus, Christen, Mohammedaner, Fürsten, Beamte, Gelehrte und Bauern bei sich auf und lehrte sie das »Sat Sanatan Dharma« – die ewige und wahre »religio«, die ewige Verbindung jeder Seele mit Gott.

Die Lehre Mahaprabhujis ist, wie alle großen Wahrheiten, einfach und allen zugänglich. Ihre Basis ist »Advaita« – Non-Dualismus: Das höchste Selbst (Gott) lebt in allen Lebewesen; es durchdringt alle Ebenen des Seins und wirkt im ganzen Universum. Daher gibt es eine Einheit allen Lebens, eine »Verwandtschaft« aller Lebewesen – Menschen und Tiere – durch den einen göttlichen Funken, die Seele, die in allen lebt. Der Mensch allein ist fähig zu verstehen, was Gott ist und nur er kann Ihn in sich verwirklichen. Dies ist sein Vorsprung vor den tierischen Lebensformen. Gerade darum hat er aber auch die größere Verantwortung und die Pflicht, diese geistigen Gaben zum Wohle aller Lebewesen und zu seiner Weiterentwicklung einzusetzen.

Ein Grundgesetz unseres Lebens und der »Motor«, der die Welt in Gang hält, ist das Gesetz des Karmas. Es besagt, daß alle Taten eines Tages auf den Verursacher zurückwirken werden. Diese grundlegenden Wahrheiten und Zusammenhänge vermittelte Mahaprabhuji seinen Mitmenschen in eindrucksvoller und leicht verständlicher Form. Seine Lebensgeschichte und viele Begebenheiten rund um seine beeindruckende und liebevolle Persönlichkeit sind in seiner Biographie »Das lebende Licht«, verfaßt von seinem engsten Schüler Paramhans Swami Madhavananda, herausgegeben worden. Ihm hat Mahaprabhuji, als er diese Welt verließ, sein geistiges Erbe übergeben.

Paramhans Swami Madhavananda

Durch die allumfassende Güte und Liebe seines Meisters inspiriert, begann P. Sw. Madhavananda den Menschen zu helfen, wohin er auch kam. Er ist ein lebendiges Beispiel eines wahren Meisters unserer Zeit. Heute lebt er meist in seinem Ashram in Jaipur, der Hauptstadt Rajasthans, wo er mit persönlichem Einsatz für soziale Gerechtigkeit, für ein fortschrittliches Erziehungs- und Bildungswesen sowie gegen den Mißbrauch von Alkohol und Drogen wirkt. Wie für Mahatma Gandhi ist auch für ihn »Ahimsa« (Nicht-Verletzen und Nicht-Töten) das höchste moralische Gebot. Daher ist es ihm besonders wichtig, die Menschen zu bewegen, alle Lebewesen zu achten und zu schützen.

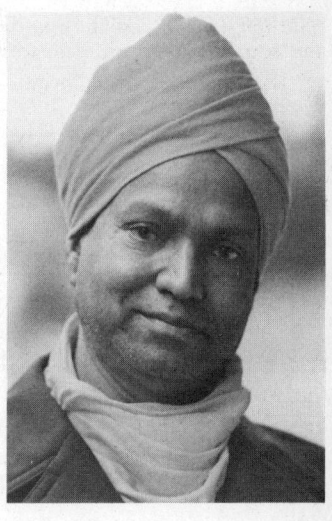

Er sandte seinen engsten Schüler P. Sw. Maheshwarananda, den Autor des vorliegenden Buches, in den Westen, um auch hier den Menschen das Verständnis und die heilsamen Auswirkungen der Wissenschaft des Yoga und der Vedanta näherzubringen. So gesehen ist es nicht zuletzt sein Verdienst, daß Yoga in Form dieses Buches nun in Europa bekannt gemacht werden kann.

Adressen

Sollten Sie weitere Auskünfte wünschen oder Fragen haben, rufen Sie uns einfach an, oder schreiben Sie an eine der nachstehenden Adressen:

Bundesrepublik Deutschland:
Swami Advaitanand, Hegestr. 11, 2000 Hamburg 20, Tel. 46 10 35
Christine Fröhlich, Hüttenstr. 58, 4006 Erkrath-Hochdahl

Österreich:
Sri Deep Madhavashram
   Schikanederg. 12/13, 1040 Wien, Tel. 56 74 45, 5 87 35 89
   Enenkelstr. 22/4, 1160 Wien,
Sri Maheshwarananda Ashram
   Buckleuthstr. 8, 5020 Salzburg, Tel. 84 63 06

Andere europäische Länder:
Milicevic Slobodan, Laze Kostica 2, 21000 Novi Sad, Jugoslawien – Tel. 62 22 96
Jozsefvarosi Sport Club, VIII. Baross utca 121, 1089 Budapest, Ungarn –
   Tel. 34 08 18
Helene Thurston, 7 Bury Road, Branksome Park, Poole Dorset, Großbritannien –
   Tel. 70 75 86
George Retalis, Monis Petraki 4, Kolonaki, Athen, Griechenland

Kanada:
Swami Gitanand, Sri Deep Madhavashram Gurukul, 5637 Larch Str., Vancouver
   V6M4C9, Kanada – Tel. 26 15 974 oder 26 10 8 50
Frantisek Polach, 70 Paisley BLVD W.#809, Mississauga, Ontario L5B 1EI,
   Kanada – Tel. 27 06 2 60
Svenda Ivan, 100 Greene Ave, Winnipeg, MN R2K OL4, Tel. 66 3 21 75

USA:
Gandhi Kiran, 1.1307 S. Thomas St. 1, Arlington, VA 22204 – Tel. 4 86 13 10
Rajasthan, Indien:
Sri Deep Ashram, Sodala, Jaipur, Tel 77–692
Sri Deep Madhavananda Ashram, Nipal, Distr. Pali, via Rani WR
Sri Deva Dungary Sannyasa Ashram, Bari Khatu, Distr. Nagaur
Paramyogeshwar Sri Devapuriji Ashram, Kailas, Distr. Sikar
International Vishwa Deep Gurukul, Potlan, Distr. Gangapur